Guía de Heridas Infectadas

EDITOR: *Diego Molina Ruiz*

Copyright © 2016 Diego Molina Ruiz

Edita: Molina Moreno Editores molina.moreno.editores@gmail.com

Tapa blanda, Nº páginas 101. Diseño de portada: Diego Molina Ruiz

Título de la obra: Guía de Heridas Infectadas

Guía número 6

Serie: Notas sobre el cuidado de Heridas

Segunda edición: 25/11/2016

Autoras:

Autora: Cristina Pérez Jiménez

Autora: Ángeles Soto Raposo

Diego Molina Ruiz Ed.

All rights reserved / Todos los derechos reservados

ISBN-10: 1540681033
ISBN-13: 978-1540681034

Edición impresa en papel y ebook disponible en:
www.amazon.com y www.amazon.es

:

TÍTULO DE LA OBRA:

GUÍA DE HERIDAS INFECTADAS

GUÍA NÚMERO 6
SERIE: NOTAS SOBRE EL CUIDADO DE HERIDAS

AUTORAS:

CRISTINA PÉREZ JIMÉNEZ

ÁNGELES SOTO RAPOSO

EDITOR: *Diego Molina Ruiz*

PRESENTACIÓN

La rápida evolución que en los últimos años han experimentado los conocimientos científicos, los medios técnicos, el desarrollo farmacológico y el propio sistema de salud se evidencia en la práctica clínica diaria. Ésta práctica comprende un conjunto de actividades que buscan responder a la necesidad de revelar, diagnosticar o examinar lesiones con fines clínicos o de investigación. En base a ello, los profesionales de la salud, desplegamos toda una actividad curativa o paliativa utilizando para ello técnicas y procedimientos propios.

La referencia a los cuidados está presente en todo el recorrido de la obra. Destaca ante todo que es una compilación centrada en los cuidados. El lector puede comprobar gratamente, que junto a un catálogo de variadas técnicas articuladas de manera concisa y completa, contiene actividades derivadas del cuidado, enunciadas con una terminología propia y entendible. Además de una exhaustiva y pormenorizada descripción de las técnicas imprescindibles, quien se acerque a sus páginas va a encontrar los elementos más reconocibles de cuidar en distintos lugares tanto en un ambiente clínico como en el domicilio del paciente. En este aspecto, en el texto se recupera la visión centrada en el paciente y no tanto hacia la técnica.

Por otra parte, se trata de una obra colectiva que ha conseguido reunir a un destacado grupo de profesionales. Esta acertada mistura de autores aporta un profundo saber práctico y actualizado, muy útil para la clínica, que es la que caracteriza a la cultura del cuidado. Si bien, cuidar de un modo excelente no es un acto o conjunto de acciones que se puedan improvisar o protocolizar. Es necesaria la individualidad, la especificidad del cuidado, que deben ir más allá de la técnica.

La obra completa denominada "Notas sobre el cuidado de heridas" se compone de 15 guías, de las cuales las 14 primeras tratan de manera específica distintos temas como son: Los distintos tipos de Heridas, Quemaduras, Lesiones cutáneas, los Cuidados tanto de Ostomías como de Traqueotomías, las diferentes tipos de Úlceras, y el Pie Diabético. Y por último la número 15 es una Guía Resumen o Compendio que recoge o engloba a las 14 anteriores.

Para terminar, es importante para mí el agradecer a todos los componentes de éste ambicioso Proyecto Editorial todo el esfuerzo que han realizado, desde el estudio pormenorizado de los temas, conciso y conforme a los más recientes hallazgos de la investigación y tecnología, hasta las pautas éticas, poniendo a disposición de la sociedad en general, lo que pueda ser un referente necesario de práctica clínica en el cuidado avanzado de Heridas.

Diego Molina Ruiz

EDITOR: *Diego Molina Ruiz*

DEDICATORIA

El presente libro en particular y la colección "Notas sobre el Cuidado de Heridas" a la que pertenece, en general, van dedicados a todas las personas que padecen alguna de las lesiones que aquí se tratan. A las personas que las cuidan, sean familiares, profesionales o amigos. Y también a todas las personas interesadas en conocer o practicar todo el saber que su lectura ofrece.

¡Salud y Ánimo!

Diego Molina Ruiz

EDITOR: *Diego Molina Ruiz*

CONTENIDOS

1	Introducción	1
2	Nociones	3
3	Etiología	5
4	Diagnóstico	11
5	Manifestaciones	17
6	Tratamiento	23
7	Evolución	35
8	Recomendaciones	43
9	Resumen	51
10	Bibliografía	53
11	Anexos	57

AGRADECIMIENTOS

A todo el elenco de autores que han hecho posible la elaboración de la presente guía y en su conjunto toda la colección que forman la serie denominada "Notas sobre el Cuidado de Heridas". Un equipo de profesionales que destacan por su incansable interés por la innovación basada en la evidencia. El conocimiento apoyado por la investigación y la experimentación de prácticas clínicas que conforman la experiencia del trabajo diario. Con la observación y recogida de las anotaciones necesarias para ser plasmadas y compartidas a través los textos incluidos en ésta obra.

1 INTRODUCCIÓN

La piel, que también es conocida como sistema tegumentario, resulta ser el mayor órgano del cuerpo humano, ocupando 2 m² y con un peso de unos 5 kg aproximadamente. Entre sus funciones, están la de ser la barrera protectora que aísla a nuestro organismo del medio, mantener íntegras todas sus estructuras y actuar como sistema de comunicación con el entorno.

Cuando la piel pierde su solución de continuidad o su integridad sufre alguna alteración o los tejidos subyacentes, estamos ante el concepto protagonista de nuestro libro, la herida.

El origen de una herida puede ser de diversas causas, desde un traumatismo quirúrgico o accidental, fuerzas mecánicas como la presión, un daño térmico o químico, a enfermedades crónicas como la diabetes mellitus o trastornos vasculares.

En condiciones normales, las heridas siguen un proceso de curación mediante la cicatrización hasta recuperar la integridad total de la piel, pero el proceso puede verse interrumpido a causa de la infección.

Las infecciones de heridas son responsables de la interrupción en el proceso normal de curación de las heridas, tanto agudas como crónicas, y ponen al paciente en riesgo de complicaciones asociadas con la infección[1], siendo de delicada importancia identificar los patógenos causantes de ésta para poder efectuar el tratamiento más efectivo para cada tipo de herida infectada.

En esta guía, trataremos de explicar de forma práctica y precisa la herida infectada y sus causas, abordando temas de interés como la prevención, el diagnóstico, la evolución y el tratamiento y sus cuidados.

2 NOCIONES

2.1 CONCEPTO

La piel está constituida por un epitelio plano poliestratificado (epidermis) y una lámina propia o corion llamada dermis, que se sitúa bajo a la anterior y sobre el tejido subcutáneo, también llamado hipodermis o fascia superficial. En el tejido subcutáneo se encuentra el tejido adiposo que se apoya en una estructura fibrosa denominada fascia profunda. Esta fascia se comporta como una barrera ante una infección, y cuando ésta llega a la misma, tiende a extenderse tangencialmente siguiendo el plano de clivaje virtual existente entre la propia fascia y el tejido subcutáneo. Rara vez el proceso infeccioso progresa en profundidad y alcanza el músculo.

Para definir y entender de forma sencilla la herida infectada, es necesario distinguir entre contaminación, que es la simple presencia de bacterias en la superficie de la herida sin proliferación, colonización, que es la presencia y proliferación de microorganismos sin respuesta del huésped, e infección, que se define como la condición donde el cuerpo o parte del cuerpo es invadido por un organismo patógeno y bajo ciertas condiciones favorables el organismo se multiplica y produce efectos dañinos.

Las infecciones cutáneas pueden manifestarse en la piel como resultado de dos situaciones, un proceso infeccioso primario cutáneo o la manifestación cutánea mediada por toxinas producidas por un germen de la propia piel o de otro órgano.

Debido a una serie de eventos en cascada que se producen cuando hay infección, si en la herida hay signos de inflamación, edema, eritema, calor y exudado que persiste por más de cinco días se debe considerar la posibilidad de que la herida esté infectada.

Se consideran como heridas infectas aquellas cuyo período evolutivo ha superado el plazo de la latencia bacteriana. Este período varía desde las 6 a las 12 horas dependiendo de la vascularización de la zona, aunque si el paciente fue tratado con profilaxis antibiótica, el periodo evolutivo puede ser de 24 horas. Este periodo puede prolongarse también a las 24 horas en determinadas zonas cuya vascularización sea mucho mayor, como el cuero cabelludo o la piel facial. También influyen factores como la edad del paciente, el grado y tipo de lesión traumática o la carga y patogenicidad de la flora bacteriana contaminante, entre otros.

También se incluyen en el grupo de heridas infectadas, aquellas lesiones que tratadas inicialmente como heridas no infectadas, en su evolución posterior muestran signos de infección.

2.2 CLASIFICACIÓN

A priori, las heridas se clasifican en heridas agudas y en heridas crónicas y aunque es la clasificación más estándar, para nuestro objetivo es la más eficaz. Las agudas son heridas de menos de seis semanas de evolución (heridas quirúrgicas, quemaduras, traumatismos, congelaciones...) y las crónicas, las heridas que tardan más de seis semanas en cicatrizar (UPP, heridas pie diabético, úlceras venosas de la pierna...)

La infección de las heridas agudas o quirúrgicas suele ser evidente. En las heridas crónicas, sin embargo, el diagnóstico depende de la identificación de unos signos locales sutiles o de unos signos generales inespecíficos, como el malestar general.

Dentro de esta clasificación, existen ciertos casos que implican un mayor riesgo de infección:

- Heridas agudas:
    - Cirugía contaminada.
    - Intervención quirúrgica prolongada.
    - Traumatismo con tratamiento tardío.
    - Tejido necrótico o cuerpo extraño

- Heridas crónicas:
    - Larga evolución
    - Tejido necrótico o cuerpo extraño
    - Gran tamaño o profundidad
    - Localización anatómica próxima a un foco de posible contaminación, como la zona anal.

Para la identificación de las infecciones en las heridas agudas, como por ejemplo la infección de la zona quirúrgica, se han elaborado sistemas de puntuación y criterios diagnósticos tales como la escala ASEPSIS y las definiciones de los Centers for Disease Control and Prevention (CDC). Aún no existen sistemas de valoración homologados para la infección de heridas crónicas. Cuando un paciente con una herida presenta signos de infección potencialmente mortal, como sepsis o necrosis tumoral extensa (fascitis necrosante o gangrena gaseosa), es necesario actuar con rapidez. Se debe permanecer muy atento a la posibilidad de que se infecte una herida, especialmente en pacientes con diabetes mellitus, enfermedades autoinmunes, hipoxia ó hipoperfusión tisular o inmunodepresión[2].

3 ETIOLOGÍA

La infección es una de las complicaciones más frecuentes de las heridas, tanto en el ámbito hospitalario o ambulatorio como en el ámbito del hogar. Produce, en general, un retraso del proceso de cicatrización y un aumento de la morbilidad y mortalidad.

Aunque la piel sea un gran método de barrera ante agentes patógenos, cuando se pierde la solución de continuidad de ésta, los microorganismos tienen un caldo de cultivo perfecto para actuar.

El riesgo de infección de una herida depende de varios factores, tanto del propio paciente, del tipo de herida, del tipo de microorganismo que interviene en la infección o incluso de la pauta de higiene (de la herida, del paciente, del medio que los rodea[3]).

- Factores de riesgo relacionados con el propio paciente:
    - Cualquier factor debilitante del paciente (diabetes, gota, insuficiencias arteriales o venosas, congelamiento, otras infecciones, tumores…)
    - Cualquier factor que altere su resistencia inmunitaria.
    - Cualquier factor que disminuya la perfusión tisular (enfermedades concomitantes, medicación…)
- Factores relacionados con el tipo e herida:
    - Heridas Agudas→ Heridas quirúrgicas, heridas traumáticas, quemaduras…
    - Heridas crónicas→ úlceras del pie diabético, úlceras venosas de la pierna, úlceras arteriales de la pierna el pie, UPP

Hay muchas causas que pueden causar infección dependiendo del tipo de heridas. (Anexo 1 Figura 1)

- Factores relacionados con los microorganismos:

Si hay un factor que determina que ocurra o no la infección es la presencia de microorganismos, preferentemente bacterias. Debiendo destacar que aunque en todas las heridas habitan microorganismos, su actuación patógena estará sujeta a más factores que les permitan multiplicarse, diseminarse y causar daño. Así, dependerán de enfermedades del paciente, del entorno y de la limpieza de la herida, por ejemplo.

Estas bacterias inherentes a cualquier herida (sea crónica o aguda) pueden causar verdaderos daños que van más allá de la mera infección. Al multiplicarse y diseminarse pueden originar, desde un retraso de la cicatrización a daños tisulares que pueden evolucionar a sistémicos, shock séptico y terminar incluso en la muerte del paciente.

La capacidad de las bacterias para producir efectos nocivos depende de la capacidad del sistema inmunitario del paciente para luchar contra las bacterias (resistencia del huésped), la cantidad de bacterias que se han introducido o el tipo de bacterias (algunas tienen mayor virulencia[4]).

La presencia de bacterias en una herida no siempre da lugar al estadio que llamamos infección, si no que puede dar lugar a:
- Contaminación: las bacterias no aumentan de número ni causan problemas clínicos. Cuando una herida está contaminada se requiere vigilancia.
- Colonización: las bacterias se multiplican pero no dañan los tejidos de la herida. También se requiere vigilancia de la herida.
- Infección:
  o Infección localizada: que ocurre cuando las bacterias se multiplican, la cicatrización se interrumpe y los tejidos de la herida se dañan. La infección localizada se manifiesta a menudo con los signos y síntomas clásicos de la inflamación, que son, dolor, calor, tumefacción, rubor e impotencia funcional.
  o Infección difusa: Las bacterias pueden causar problemas en los tejidos y órganos colindantes.
  o Infección generalizada: las bacterias causan una enfermedad sistémica.

3.1 INFECCIONES POR BACTERIAS ANAERÓBIAS

Muchas bacterias anaerobias infectan heridas abiertas, úlceras cutáneas en diabéticos, picaduras y otras lesiones de la piel. Las bacterias del género *Bacteroides* son de las bacterias anaerobias más comunes en las lesiones cutáneas de los pies en diabéticos. En muchas ocasiones las bacterias anaerobias conviven con bacterias que necesitan oxígeno para vivir, como ocurre en las úlceras de los pies, siendo más difícil el tratamiento.

Otros anaerobios, como las bacterias del género *Actinomyces*, pueden causar infecciones dentales. Lesiones en la boca, intervenciones quirúrgicas o algunas enfermedades pueden permitir que bacterias anaerobias benignas puedan desarrollarse hasta causar infecciones, causando abscesos, dolor e inflamación.

Las infecciones cutáneas por anaerobias suelen presentarse en forma de zonas rojas e inflamadas que pueden secretar pus maloliente. Si alcanzan la sangre a través de la herida se suelen desencadenar fiebres muy altas y pueden llegar a producir la muerte por shock séptico. En caso de que se infecten vasos sanguíneos las heridas pueden estar aparentemente no infectadas pero aparecen surcos rojos alrededor. Muchas veces es realmente difícil llegar a saber dónde y cuándo se contrajo la infección.
- *CLOSTRIDIUM TETANI*

- o Bacilo Gram+ anaerobio. Se encuentra en el medio ambiente, la flora de animales y humanos, tiene poco poder invasor o nulo y produce toxinas generando la enfermedad del tétanos.
- o Las esporas entran en la herida, éstas germinan y libera tetanoespasmina, que se disemina hasta llegar al SNC generando el espasmo típico de la enfermedad del tétanos.
- *CLOSTRIDIUM PERFRINGENS*
  - o Bacilo G+ grandes. Catalasa-. Responsable de la gangrena gaseosa, que se caracteriza por olor fétido en la herida, gas, decoloración y necrosis y gangrena.
- *BACTEROIDES FRAGILIS Y PEPTOSTRETOCOCCUS*
  - o Son gérmenes anaerobios que se encuentran en el 86% y el 26% de las heridas por mordedura humana respectivamente.

3.2 INFECCIONES POR ANAEROBIOS FACULTATIVOS

Las bacterias anaerobias facultativas son aquellas que pueden desarrollar un metabolismo respiratorio usando el oxígeno o un metabolismo fermentativo en ausencia de éste, se las suele encontrar en la piel o la vía aérea alta como parte de la flora normal o también tienen reservorios animales y naturales[5].

- *PASTEURELLA*
  - o Cocobacilos pleomórficos, Gram -. Oxidasa+, Catalasa +.
  - o La vía de infección es principalmente la inoculación directa por mordedura o arañazo de animales, sobretodo de gato.
  - o La piel y tejidos blandos se infectan, desarrollando una celulitis, pudiendo llegar a formar abscesos con exudado purulento. Puede afectar a huesos y articulaciones, llegando a osteomielitis o artritis séptica.

- *BARTONELLA HENSELAE*

Gram -.

Llamada también enfermedad de arañazo de gato. No se transmite de persona a persona.

En el mismo momento del arañazo o mordedura se produce una erupción cutánea, pudiendo ser desde una pápula, pústula o mácula, a una vesícula o úlcera, con un agrandamiento de los ganglios linfáticos, llegando a durar la inflamación años. Puede ser de extrema gravedad llegando a comprometer los nervios periférico y craneal, o generando un síndrome oculoglandular de Parinaud,

3.3 INFECCIONES POR BACTERIAS AEROBIAS

En el mismo momento las bacterias aerobias precisan de un ambiente que contenga oxígeno para poder existir y desarrollarse adecuadamente, es decir, estas bacterias necesitan oxígeno para realizar la respiración celular.

- *STAPHYLOCOCCUS*

Las infecciones por bacterias aerobias se manifiestan con respuesta inflamatoria (inflamación, rubor y dolor), fiebre e incluso puede evolucionar con mayor gravedad a shock tóxico.

Algunos ejemplos de heridas con infección aerobia son, la infección necrosante de tejidos blandos, rara pero muy grave como la fascitis necrotizante,

Los principales agentes causales de heridas quirúrgicas y accidentales son Staphylococcus aureus y Staphylococcus epidermidis, que se encuentran presentes en la piel, siendo el primero el más virulento.

- *STAPHYLOCOCCUS AEREUS:*
    - Cocos Gram +.
    - Anaerobios facultativos.
    - Coagulasa y catalasa +.
    - Inmóviles.
    - No esporulados.
- *STAPHYLOCOCCUS EPIDERMIDIS*
- Cocos Gram +
    - Catalasa + y coagulasa.
    - No produce hemolisis.
    - Sensible a la novobiocina.
- *STREPTOCOCO VIRIDANS*

Se encuentra en todas las infecciones de heridas por mordedura humana.

- *INFECCIÓN POR PSEUDOMONA*

Las pseudomonas forman parte de las bacterias aerobias. Son bacilos Gram negativo no fermentadores. Oxidasa +. La pseudomona más relevante es la P. Areuginosa, capaz de adaptarse a cualquier medio en temperaturas de 10ºC a 42ºC. Principalmente infecta quemaduras, puede infectar fascitis necrotizantes, foliculitis o provocar fibrosis quística. Principalmente provoca osteomielitis, el 80-90% de los casos, que se inicia de una herida profunda, necrosando el hueso y extendiéndose las bacterias hasta la diáfisis del mismo.

3.4 INFECCIONES POR HONGOS

La esporotricosis es una infección subcutánea asociado a traumas menores. Causada por sporothrix schenkii, hongo dimórfico.

Se inicia a través de un traumatismo con material contaminado, se forma un nódulo en la piel, que evoluciona a una úlcera con drenaje de líquido, que a través de las vías linfáticas puede llegar a huesos, articulaciones, pulmones y cerebro. Ocurre principalmente en zonas tropicales.

En cuanto al último factor a tratar, la higiene, debemos abarcarlo en su sentido más holístico y no supeditarnos solamente a la limpieza de la propia herida ya que si en algo destaca enfermería es en abarcar todas las necesidades del paciente, sin limitarnos exclusivamente a lo que vemos o en este caso, curar.

El termino higiene engloba gran cantidad de categorías. Está por supuesto, la ya mencionada higiene de la propia herida, que ha de ser exhaustiva y que explicaremos en la parte "tratamiento" de este libro. Es fundamental que la herida se mantenga seca y limpia y por supuesto según su localización necesitará unos cuidados más específicos. Por ejemplo una úlcera cerca del ano necesita una supervisión diaria ya que está muy cerca de un gran punto de contaminación. Otras heridas quizás, necesitan una revisión en días alternos.

Otra categoría sería la higiene del propio paciente. Aunque pueda parecernos algo redundante y que no haría falta comentar, no debemos dar nada por supuesto. De nada servirá mantener una herida limpia y protegida cuando el propio paciente no cuida de su aseo personal o de su hogar. Debemos tener claro que también es un factor importante.

Finalmente, la higiene en los hábitos de vida es tan trascendental como lo anteriormente citado. Una mala nutrición, el tabaquismo, el consumo de drogas o el alcoholismo son ejemplos perfectos de una vida poco saludable que pueden dificultar la cicatrización, contribuyendo por tanto a la infección.

4 DIAGNÓSTICO

4.1 CONCEPTO PREVIO

La identificación de la infección en una herida nunca dejará de ser un reto para los profesionales sanitarios. Si nos basamos en las lecturas de guías y capítulos de libro sobre infección en heridas, vemos claramente que existe una falta de consenso en cuanto a la identificación mediante signos y síntomas.

Pero si una cosa queda clara, es que el tratamiento debe adecuarse a la etapa de infección en la que se encuentre cada herida y que por supuesto, ninguna herida es igual a otra y debemos hacer una valoración específica de cada una de ellas.

Debemos entender, que esta complicación puede agravarse hasta incidir en la morbilidad del paciente. Tenemos que darle su merecida importancia a la hora de evaluar al paciente en su conjunto.

Para diagnosticar la infección en cualquier tipo de herida, los profesionales de la salud nos basamos principalmente en los datos clínicos, tal y como recomienda la Sociedad Española de enfermedades infecciosas[6].

El diagnóstico microbiológico se suele reservar para los casos en los que se haga estrictamente necesario saber qué es lo que causa esa infección, bien porque es una herida crónica que no cicatriza, bien porque la infección se está diseminando y volviendo grave o bien por no conocer el motivo por el cual no surten efecto los medicamentos antimicrobianos (orales, tópicos…).

La valoración por parte del personal enfermero debe comprender: la evaluación del paciente, la evaluación de los tejidos que rodean la herida y por supuesto la evaluación de la propia herida en busca de signos de infección o de otros factores que puedan ser determinantes para causarla o para incentivarla.

4.2 RECONOCIMIENTO DE LOS SÍNTOMAS CLÁSICOS

Es extremadamente importante para nuestra profesión conocer los signos y síntomas clásicos de la infección en cualquier tipo de herida. Pero es igual de necesario, una vez conocidos e identificados los primeros, ir analizando los signos secundarios que puedan estar presentes a la hora de realizar un diagnóstico certero.

Explicamos los dos grupos a continuación:
- Signos clásicos de infección:
  - Dolor.
  - Eritema.
  - Calor.
  - Tumor.
  - Edema.
- Signos secundarios a estos:
  - Aumento del dolor.
  - Aumento del exudado
  - Retraso en la cicatrización.
  - Mal olor.
  - Tejido Friable.

Como ya hemos dicho anteriormente, el diagnóstico de la infección debe ser el resultado de una buena valoración de todos los factores analizables, poniendo siempre especial atención a los signos y síntomas clásicos, por lo que debe estar basado fundamentalmente en la clínica. Es primordial diagnosticar la infección en sus inicios, pues de eso dependerá su evolución y por supuesto el tratamiento a seguir.

Es necesario hacer una mención especial al exudado, ya que es muy importante para enfermería saber valorarlo correctamente a la hora de una anamnesis general de la herida.

Con frecuencia, se puede llegar a pensar erróneamente que todo exudado proveniente de una herida es "malo" pero en realidad, el exudado puede ayudar a muchas cosas: evitar que se seque el lecho de la herida, ayudar a la migración de las células reparadoras de tejidos, etc[7].

Tampoco debemos caer en la incorrección de que un aumento del exudado está directamente relacionado con la proliferación bacteriana y de hecho, con la infección, pues este aumento puede ser debido a otras muchas causas y sería conveniente evaluar minuciosamente la herida para evitar equivocaciones. En la tabla 1, explicamos los diferentes tipos de exudado. (Anexo 2 Tabla 1)[7]

4.3 TOMA DE MUESTRAS: ESTUDIOS MICROBIOLÓGICOS

La evaluación nos indicará si es necesario efectuar estudios microbiológicos, análisis de sangre o incluso pruebas de imagen para confirmar el diagnóstico o revelar complicaciones secundarias[8].

No siempre están a nuestro alcance los servicios de microbiología o los instrumentos necesarios para realizar este tipo de pruebas, por lo que se da más preferencia a la clínica y no realizarse estas pruebas de manera sistemáticas.

A continuación detallamos algunas situaciones en las que está indicada la toma de muestras de heridas para su estudio microbiológico:
- Heridas crónicas que se observe claros signos de infección y haya un retraso de la cicatrización, ante un riesgo claro de extensión de la infección. Se

valorará en cada caso si es necesario realizar hemocultivos al paciente.
- Heridas crónicas que estando ya infectadas, no hayan respondido al tratamiento antibiótico o con éste hayan empeorado.
- Heridas agudas con signos de infección graves que incluso hagan necesario la realización de hemocultivos al paciente para descartar una infección más generalizada y obtener además muestras de otros puntos de infección.

Según las recomendaciones de la Sociedad Española de Enfermedades Infecciosas y Microbiología Clínica realizadas en 2006, *el diagnóstico microbiológico se reserva para las heridas de larga evolución que no cicatrizan dentro de un periodo de tiempo razonable, ante el riesgo de extensión de la infección (aparición de celulitis, osteomielitis o bacteriemia)*[6]

Las técnicas más utilizadas para la recogida de muestras serían:
- Frotis mediante torunda.
- Aspiración con aguja o percutánea.
- Biopsia tisular.

4.3.1 FROTIS

Como todos sabemos, esta es la técnica más utilizada pero no siempre nos da un diagnóstico certero y nos puede conducir a error de ahí que no sea siempre la más recomendable. A veces sí que nos detecta microorganismos colonizadores en la superficie de la herida y aunque es muy probable que también se encuentren los mismos microorganismos en la profundidad de la herida, esta técnica es incapaz de detectarlos a ese nivel.

Es una técnica muy barata, sencilla y no invasiva y aunque aún no se ha confirmado cual es la mejor técnica para realizarla, sí que es posible que la técnica de Levine sea de las más útiles. Esta técnica consiste en hacer girar la torunda sobre la superficie de la herida ejerciendo una presión suficiente para extraer líquido del tejido de la herida.

Para la realización de la técnica necesitaremos:
- Guantes.
- Gasas.
- Suero salino fisiológico al 0.9%.
- Pinzas.
- Bisturí.
- Torunda.
- Un medio adecuado para el transporte de la torunda una vez realizado el frotis.

Una vez se haya retirado el apósito sucio, se realiza la limpieza de la herida con suelo salino con la técnica correcta. Es importante evitar el pus y el sangrado al extraer la muestra.

Habrá que deslizar la torunda realizando movimientos circulares y de manera descendente, recorriendo diferentes puntos de la herida y bordeando de extremo a extremo. También hay que añadir que debemos evitar el tejido necrótico.

Una vez realizado este procedimiento, se pasará a meter la torunda en el recipiente adecuado para su envío al laboratorio.

4.3.2 ASPIRACIÓN CON AGUJA

Esta técnica nos permite identificar tanto bacterias aerobias como anaerobias y además su cantidad por cada gramo de tejido. El material necesario para su realización es el siguiente:
- Guantes
- Gasas.
- Suero salino fisiológico al 0.9%.
- Povidona yodada.
- Una jeringa.
- Una aguja intramuscular.
- Medio de transporte para aerobios y anaerobios.

Se retira el apósito anterior. Realizamos una limpieza adecuada de la herida, desbridando si es necesario y desinfectando la zona que rodea la herida con povidona, dejándola actuar durante tres minutos. Se valorará en este caso el uso de algún anestésico local.

Se procede a la punción a través de la piel perilesional, eligiendo si es posible una zona con más tejido de granulación, en un ángulo de 45°. Es importante destacar que en las heridas que no estén supurando, habrá que cargar una jeringa con medio mililitro de suero salino, inyectar y aspirar. Una vez que tengamos la muestra, debemos de extraer todo el aire.

Habrá que desinfectar con povidona yodada la superficie de goma del medio de transporte y volver a dejar actuar durante tres minutos. Antes de introducir la muestra en el medio de transporte, habrá que cambiar de aguja. En el supuesto que no tengamos un medio de transporte específico para esto, podremos enviar la muestra en la propia jeringa quitando la aguja y poniendo un tapón.

Finalmente enviaremos todo al laboratorio antes de dos horas, desde la extracción.

4.3.3 BIOPSIA TISULAR

Es decididamente el método más fiable para conocer los microorganismos que están causando la infección en una herida.

El material necesario sería:
- Guantes.
- Gasas.
- Suero salino fisiológico al 0.9%.
- Bisturí.
- Pinzas.
- Medio de transporte.

Comenzaremos como siempre con la limpieza de la herida con suero salino y desbridando si es necesario. Valoraremos en este caso también el uso de un anestésico local.

Guía 6: HERIDAS INFECTADAS

Tomaremos muestras de aquellas zonas de la herida que veamos con más signo de infección, utilizando el bisturí.

Cuando hayamos obtenido la muestra, debemos meterla con una gasa humedecida en cualquier recipiente con suero salino para evitar que deseque. Nunca debemos añadir formol. Enviaremos lo más pronto posible las muestras al laboratorio.

No debemos pretender analizar en informe de microbiología de manera aislada, siempre en el contexto del paciente y teniendo en cuenta cualquier tipo de enfermedad crónica o aguda, estado general, otros signos y síntomas, etc.

5 MANIFESTACIONES

Como ya hemos comentado anteriormente, existe una gran cantidad de documentos sobre infecciones que no terminan de llegar a ciertos puntos en común. Debido a esto, a mediados de los noventa, Cutting y Harding[9] decidieron hacer una lista de todos los signos y síntomas en general que un profesional podría encontrarse ante una herida infectada. Fue una guía muy útil y aún sirve de base para muchos estudios, pero años más tarde, ellos mismos descubrieron que los signos específicos son más precisos a la hora de un diagnóstico que los signos clásicos.

Si hablamos de manera general, los signos que demuestran validez basados en los parámetros de sensibilidad, especificidad, capacidad discriminatoria y valor predictivo positivo son: el aumento del dolor en la herida, la aparición del tejido de granulación friable, el mal olor y la descomposición de la herida.

Cuando hablamos de signos y síntomas en una herida infectada, hay que diferenciar claramente si se trata de una herida aguda o una herida crónica, pues hay muchas diferencias entre sí. Mientras que en una herida aguda la infección puede ser muy evidente, en las heridas crónicas es mucho más sutil, haciendo que el diagnóstico se complique.

Debemos, en el caso de las heridas crónicas, atender a signos locales menos evidentes o bien observar signos generales inespecíficos como malestar general, alteraciones de los valores glucémicos en pacientes diabéticos, pérdida de apetito, etc.

Por supuesto, el tratamiento elegido ante una infección dependerá directamente de la gravedad de ésta.

Es necesario diferenciar la infección local, de una infección diseminada o una infección generaliza, siendo imprescindible en el caso de ésta última, la atención inmediata de personal médico por el riesgo de comprometer la vida del paciente.

Existen, en el caso de las infecciones en heridas agudas, sistemas de puntuación y criterios diagnósticos como por ejemplo la escala ASESPIS[10]. Sin embargo, aún no existe nada oficial para el caso de las heridas crónicas.

Pasemos ahora a diferenciar signos y síntomas según el tipo de herida.

5.1 HERIDAS AGUDAS

Dentro de las heridas agudas podemos destacar las heridas quirúrgicas y las quemaduras. Vamos a enumerar algunos de los signos y síntomas más característicos y que nos podrán ayudar a identificar la infección.

- Signos y síntomas de infección en heridas quirúrgicas

Tendremos que hacer una diferenciación entre heridas que cicatrizan por primera o por segunda intención en este caso[11].

- Por primera intención:

    o Abscesos.
    o Celulitis.
    o Decoloración
    o Mal olor.
    o Supuración seropurulenta, hemopurulenta, pus…
    o Dolor.

- Por segunda intención:

    o Calor.
    o Eritema.
    o Edema.
    o Celulitis.
    o Tejido de granulación friable.
    o Retraso en la cicatrización.
    o Abscesos.

- Signos y síntomas de la infección en quemaduras:

- Decoloración.
- Tejido de granulación friable que sangra con facilidad.
- Pus bajo la escara / formación de absceso.
- Aumento del volumen del exudado.
- Elevación local de la temperatura cutánea.
- Aumento de la fragilidad del injerto cutáneo.
- Pérdida del injerto.
- Edema.

- Dolor en una quemadura previamente indolora.
- Exudado opaco.
- Rechazo / pérdida de los sustitutos cutáneos temporales.
- Pérdida secundaria de áreas queratinizadas.

Es importante indicar que el dolor no siempre es indicador de infección en este tipo de heridas, ya que dependiendo del grado de la quemadura el paciente suele estar anestesiado. También hay que destacar que el eritema debido a la infección puede no distinguirse de la inflamación normal de la herida. En cuanto al aumento de la supuración es muy difícil sino imposible de determinar debido al alto volumen de fluido producido en las quemaduras totales.

Ante una herida aguda y una vez descritos los signos y los síntomas generales, debemos destacar que si aparecen otros indicadores como crepitación de partes blandas, linfangitis, eritemas muchos más extensos, etc. estaríamos ante una posible infección diseminada y habría que recurrir al personal médico.

5.2. HERIDAS CRÓNICAS

Dentro de este grupo hablaremos de las infecciones de pie diabético, úlceras venosas de la pierna, úlceras arteriales y UPP (úlceras por presión).

- Infección de pie diabético

Es necesario destacar que en este tipo de afección crónica, los signos y síntomas asociados a una infección pueden quedar enmascarados por los propios de la enfermedad en sí. No muestra la respuesta inflamatoria típica a la infección (dolor, eritema, inflamación y leucocitosis) aun así el diagnóstico de infección es clínico[12].

Una característica que hace especial a esta infección es que puede llegar no solo al tejido superficial sino que sin darnos cuenta, también afectar al tejido profundo e incluso al hueso. Si la infección se asociara a isquemia, sería la causa más probable de amputación.

El 15% de los diabéticos sufrirán a lo largo de su vida una infección en el pie con una incidencia anual del 1-4%, precedida en más del 80% de los casos de una úlcera en el pie[13].

El pronóstico de esta infección va estrechamente relacionado con los factores que influyen en ésta. Hay factores que dependen de la úlcera (localización, extensión, cronicidad, amputación,...) y otros que depende directamente del paciente (edad, insuficiencia renal, tiempo de evolución de la diabetes...).
La infección puede revestir distintos grados[12] los cuales explica la tabla 2 (Anexo 3)[12]

Al no parecerse al resto de las heridas, hay un criterio diferente a otras heridas crónicas, el PEDIS (perfusión, extensión, pérdida de tamaño/profundidad/tejido, infección, sensación[14]).

Se considera generalmente que una úlcera de pie diabético está infectada cuando se observa supuración, o hay dos o más signos inflamatorios (eritema, calor, dolor, induración o sensibilidad a la presión).

- Úlceras por presión

Está demostrado que la presión, sea del tipo que sea, en este tipo de úlceras favorece la concentración bacteriana, aumentando así el riesgo diario de contraer una infección. Los indicadores más significativos son:

- El olor: Identificar ese hedor característico, causado en su gran mayoría por bacterias anaerobias. Es una tarea totalmente subjetiva por parte del equipo enfermero.
- Dolor: Cuando hay una infección, el dolor aumenta considerablemente.
- Induraciones y eritema a las de 2 cm del borde de la herida.
- Un retraso acuciante en la curación.
- Puede aparecer fiebre.
- Existencia de pus superficialmente o a niveles más profundos.

- Úlceras venoras de la pierna

Las Ulceras venosas ocurren cuando las venas de la pierna son incapaces de regresar la sangre al corazón de manera adecuada. Cada vez se va acumulando más líquido y cada vez se va ejerciendo más presión. Esto conlleva que los tejidos mueran por la falta de nutrientes y oxígeno y se formen heridas que son muy difíciles de cicatrizar, expuestas por ello, a constantes infecciones que se manifestarían con los siguientes signos y síntomas:

- Decoloración.
- Enrojecimiento leve.
- Coloración verdosa-azulada.
- Retraso grave de la curación.
- Supuración.
- Cambios en la naturaleza del dolor.

- Úlceras arteriales

Se pueden definir como aquellas que son consecuencia de un déficit de aporte sanguíneo en la extremidad afectada secundario a una arteriopatía generalmente crónica. También se las conoce como "isquémicas".

Suelen tener una evolución crónica, con mal pronóstico debido a la poca respuesta terapéutica y a los procesos sistémicos concomitantes en los enfermos, además de un alto riesgo de infección.

Los indicadores de infección:

- Eritemas o tejidos blandos amoratados alrededor de la úlcera.
- Mal olor.
- Calor.
- Hinchazón.
- Aumento de la superación.

6 TRATAMIENTO

El tratamiento que debemos utilizar contra la infección de una herida requiere de un enfoque interdisciplinar, siendo muchas veces necesaria la colaboración de distintos profesionales y especialistas para lograr la correcta curación de una herida infectada[15]. Existen diversas formas en las que enfermería puede lograr mejorar la evolución de una herida infectada, entre ellas encontramos[3]:

- Optimización de la respuesta del huésped:

Consiste en mejorar la capacidad del paciente de luchar contra la infección y por tanto, mejorar el estado de la herida para lograr una correcta cicatrización. Para ello, debemos actuar sobre los factores que impidan la correcta evolución de la herida, como son una incorrecta nutrición e hidratación, un descontrol en la glucemia en pacientes diabéticos, el control de la humedad, mejorar la oxigenación de los tejidos o controlar las patologías que puedan producir un riesgo de infección.

- Higiene y prevención:

Enfermería debe aplicar las medidas de control para evitar la contaminación de la herida y evitar su extensión. La limpieza periódica de la herida, el uso de apósitos, el drenaje de supuraciones o la eliminación del tejido necrótico son algunas de las actuaciones que podemos realizar para mejorar la evolución de una herida infectada.

Recomendaciones generales:

- Limpieza:

    o Lavado de la úlcera con solución salina al 0'9% a una presión de 2kg/cm2. Para ello es recomendable usar una aguja o catéter de 19mm.

    o La limpieza de la herida se debe realizar cada vez que se realiza un cambio de apósito.

    o En úlceras cercanas a la zona genital o anal, se debe primero realizar una limpieza de dicha zona, retirando previamente cualquier resto, para luego continuar con la limpieza de la herida.

- Hidratación:

    o Hidratar la piel perilesional evitando la maceración. Para ello es recomendable usar cremas hidratantes o ácidos grasos hiperoxigenados.

    o Es recomendable el uso de productos barrera para evitar la erosión o maceración de la piel.

- Control del apósito:

    o Aplicar el apósito excediendo 2-3 cm los bordes de la lesión
    o Colocar el apósito del centro hacia los bordes.
    o Los apósitos deben cambiarse según el nivel de exudado. Cada vez que éstos sean saturados, debe realizarse una nueva cura junto a un cambio de apósito.
    o Para retirar los apósitos, se deben retirar primero las esquinas, y luego retirar suavemente.
    o Si el apósito está adherido a la herida, utilizar suero fisiológico para despegarlo.

- Control de la carga bacteriana:

    o Utilizar antimicrobianos tópicos y antibióticos solo en caso de infección para evitar la creación de resistencias.
    o El uso de derivados de la plata para el control de la infección está avalado y recomendado
    o Si la herida presenta esfacelos o tejido necrótico es recomendable utilizar alguno de los métodos para su desbridación.
    o Los apósitos con carbón son útiles para el control del olor.

- Estimulación de la cicatrización:

    o Estimular la aparición de tejido de granulación utilizando curas en ambiente húmedo. Es recomendable el uso de apósitos hidrocoloides o espumas.
    o Para lesiones profundas con tejido de granulación es recomendado el

uso de gel de alginato o polvos de colágeno o ácido hialurónico.

- Control de la infección:

    o Aislar a la herida de sustancias corporales. Heridas producidas cerca de la zona anal como el sacro son propensas a infectarse.
    o Utilizar guantes e instrumentos limpios en cada cura, así como realizar el lavado de manos antes y después de realizarla.
    o Empezar siempre por la úlcera menos contaminada
    o No utilizar antisépticos locales de manera sistemática

Además de esto, también debemos actuar sobre los síntomas generales del paciente, evitando en la medida de lo posible el dolor con la aplicación de medidas para reducir la fiebre o la inflamación, y garantizando el apoyo psicológico a la persona y a su familia.

6.1 LIMPIEZA DE LA HERIDA

Tras la valoración general de la herida infectada y teniendo en cuenta algunos aspectos como la ubicación de la herida, la causa de la infección, la extensión de ésta, etc.; debemos realizar la limpieza de la herida. Esta limpieza se debe realizar siempre que se vaya a comenzar una nueva cura o un nuevo tratamiento, con el objetivo de arrastrar y librar la herida de carga bacteriana, exudado, tejido necrótico e infectado y cuerpos extraños que dificultan la formación de tejido de granulación y la cicatrización.

Debemos tener en cuenta que en úlceras cercanas a la zona genital o anal, se debe primero realizar una limpieza de dicha zona, retirando previamente cualquier resto de orina o heces, para luego continuar con la limpieza de la herida.

Tras el lavado de manos y la correcta utilización de guantes, debemos proceder a limpiar la herida:

La limpieza de la herida debe ser realizada con solución salina al 0'9%, idealmente a 30-35º C; a una presión de 2kg/cm2. Para ello es recomendable usar una aguja o catéter de 19mm. Esta presión es la adecuada porque consigue arrastrar la suciedad sin realizar daños al tejido de nueva formación. También se puede utilizar una torunda de gasa para limpiar la herida de forma suave, aunque esta forma de limpieza puede arrastrar parte del tejido de granulación que queremos preservar y por lo tanto no es del todo recomendable.

Tras la correcta limpieza de la herida podemos utilizar el antimicrobiano de elección, ya sea povidona yodada, clorhexidina, plata, etc., dependiendo del tipo de herida ante el que nos encontremos.

El personal de enfermería debe aprovechar la realización de la limpieza de la herida para realizar una valoración del estado de ésta. Se debe anotar color, olor, dolor, tamaño y aspecto de la herida y de la infección tras la realización de cada limpieza para su posterior evaluación y comprobar si la herida está siguiendo una correcta evolución.

6.2 CONTROL DEL APÓSITO

La utilización de un apósito que se adapte a las necesidades de la herida es un paso importante para lograr una correcta cicatrización. Las heridas infectadas pueden producir exudado que necesita ser absorbido por el apósito de elección para mantener la herida lo más limpia posible.

Los apósitos deben cambiarse según el nivel de exudado. Cada vez que éstos sean saturados, debe realizarse un cambio de apósito junto a una nueva cura. El apósito debe colocarse desde el centro hacia los bordes, siempre excediendo en tamaño unos 2-3 cm a los bordes de la herida para evitar realizar daños al retirarlo. Cuando se realice su retirada, deben despegarse primero las esquinas, para luego continuar con el resto del apósito suavemente. Si éste se adhiere a la herida, debemos humedecerlo con suero fisiológico para evitar dañar el tejido de granulación.

El apósito que debemos usar para tratar una herida infectada debe[16]:

- Mantener un ambiente húmedo, pues esto mejora la formación de tejido de granulación.
- Servir como película barrera que aísle la herida del exterior.
- Permitir una correcta circulación sanguínea.
- Ser fácil de colocar y remover.
- No ser tóxico ni alergénico.
- No dañar la piel perilesional.

Existen diversos apósitos usados en el tratamiento de heridas. Su uso varía según el tipo de material con los que estén hechos, sus componentes, su forma, etc. En las heridas infectadas, los más recomendados son:

- Tull

Es un apósito impregnado con una emulsión de petróleo que evita su adherencia a los tejidos con los que hace contacto, lo cual permite la circulación del exudado en heridas o úlceras. Esta cualidad los hace útiles como apósito secundario para evitar la adherencia de los apósitos primarios a la herida, como por ejemplo el tejido de algodón de las gasas; evitando así el arrancamiento del tejido de granulación al retirar éste.

Algunos tull pueden incorporar algún antimicrobiano tópico como clorhexidina al 0.5%, que ayuda un poco a eliminar o prevenir la infección de la herida.

El tull se debe utilizar sobre todo en úlceras de estadio II o III, quemaduras de pequeña extensión, injertos cutáneos o procedimientos reconstructivos. No se deben dejar sin cambiar más de 48 h.

- Espumas hidrofílicas

Se trata de un apósito fabricado a base de poliuretano con capacidad para atraer el agua, lo que permite formar un ambiente húmedo en la herida, promoviendo la formación de tejido de granulación y la epitelización. Existen diferentes espumas:

- Espuma hidrofílica unilaminar:

Formada por solo una lámina. Se utiliza en cavidades, donde absorbe agua para pujarse y rellenar la herida.

- Espuma hidrofílica bilaminar:

Formada por una lámina transparente exterior que permite observar la evolución de la herida y una lámina hidrofílica interior que está en contacto con ésta.
- Espuma hidrofílica trilaminar:

Formada por una capa interior de poliuretano en forma de celdillas, una capa intermedia hidrofílica y una capa exterior de poliuretano. Es muy usada en traqueotomías.

Las espumas hidrofílicas están recomendadas en heridas infectadas, quemaduras, pie diabético, y drenajes con exudado abundante.

Las espumas hidrofílicas pueden actuar durante muchos días, pudiendo durar hasta un máximo de 7 días sin necesitar un cambio de apósito.

- Hidrogel

Se trata de un apósito estéril semitransparente formado por un gel amorfo o una estructura tridimensional fija en forma de lámina. Contienen polímeros espesantes, humectantes y absorbentes con un alto contenido en agua, que ayudan a mantener un ambiente húmedo sobre la herida, favoreciendo los procesos naturales de reparación de ésta.

Existen dos presentaciones: gel amorfo y láminas. El gel posee la característica de ser más flexible y poder moldearse a gusto de la herida, a diferencia de las láminas que son de forma fija y se saturan con más facilidad.

Estos apósitos están indicados en cualquier tipo de herida infectada: úlceras, quemaduras, pie diabético, etc.

Los hidrogeles deben sustituirse cada 24 h en heridas infectadas, pudiendo durar hasta un máximo de 72 h en heridas no infectadas.

- Alginatos

Se trata de polisacáridos naturales derivados de la sal de calcio del ácido algínico. Su efecto deriva del intercambio de iones de sodio y calcio entre la herida y el apósito. Al entrar en contacto con la herida, el apósito de alginato absorbe los iones de sodio ésta, intercambiando a su vez iones de calcio. Estos iones de calcio actúan con acción hemostática, mientras que el apósito a su vez, forma un gel protector que mantiene la humedad del conjunto.

Los apósitos de alginato son ideales para el manejo de heridas con exudado abundante, siendo por tanto muy recomendados en heridas con infección. Pueden durar hasta 72 horas.

- Carbón activo con plata

Es un apósito compuesto por carbón activado cubierto por una funda de nylon y una capa de plata en su interior. El apósito de carbón activo actúa como un desodorizante, absorbiendo microorganismos y otras partículas, neutralizando el mal olor. La plata actúa como antimicrobiano.

Estos apósitos se pueden colocar por cualquier cara, y al no ser adherentes, necesitan de un apósito secundario que ayude a fijarlos.

Su uso está recomendado en heridas infectadas, especialmente aquellas que producen mal olor.

No se recomienda dejar en la herida más de 72 horas.

- Apósitos no recomendados para heridas infectadas:
- Apósitos transparentes adhesivos y no adhesivos.
- Apósitos de celulosa
- Apósitos hidrocoloides
- Apósitos de poliuretano con almohadilla.

Estos apósitos han demostrado poca efectividad en heridas infectadas debido a su poca o nula capacidad de absorción de exudado[16], como los apósitos transparentes; o bien por qué no consiguen realizar su función en heridas con infección como por ejemplo los apósitos de poliuretano con almohadilla o los hidrocoloides.

Es necesaria la evaluación constante del apósito utilizado para valorar la posibilidad de uso de otro tipo con una capacidad de absorción más adecuada a las necesidades de la herida.

6.3 DESBRIDAMIENTO

Tras el diagnóstico, una vez identificado el tipo, estadio, e infección ante la que nos encontramos, debemos actuar en consecuencia, aunque siempre teniendo en cuenta algunas máximas:
- Debemos proporcionar el medio óptimo para lograr una cicatrización rápida
- Intentar lograr la eliminación de tejido necrótico e infectado para promover el desarrollo del tejido de granulación.
- Reducir en la medida de lo posible el uso de antimicrobianos que puedan afectar de forma negativa para evitar la aparición de resistencias.
- Controlar problemas relacionados con el tratamiento como hemorragias, la eliminación accidental del tejido de epitelización, etc.

En segundo lugar, tras la limpieza de la herida infectada, debemos proporcionar el medio óptimo para la cicatrización de esta. Para ello tenemos que reducir la carga bacteriana que contiene. Es, por tanto necesario la eliminación del tejido necrótico y esfacelado que se pueda tener. Este tejido, compuesto mayormente por proteínas como colágeno, fibrina y elastina es un impedimento para la correcta cicatrización, ya que actúa como una barrera que impide la aproximación de los bordes de la herida, evitando que ésta se cierre; además de actuar como un caldo de cultivo que propicia el desarrollo de microorganismos, favoreciendo así el proceso de infección. Para evitar esto, debemos utilizar el desbridamiento siempre que no esté contraindicado para liberar a la herida del tejido esfacelado y necrótico. Existen varios tipos de desbridamiento: quirúrgico, enzimático, etc. Su utilización dependerá de los objetivos que queramos conseguir: rapidez, tipo de herida, ausencia de dolor, eficacia, costo-efectividad, etc.

- **Desbridamiento quirúrgico:**

Consiste en eliminar el tejido necrótico o esfacelado a través de un bisturí o tijera, cortando el tejido que se desee eliminar. Este desbridamiento debe utilizarse con medidas de asepsia. Resulta ser un método efectivo a corto plazo, aunque tiene las desventajas de ser un procedimiento invasivo y doloroso para el paciente, aumentando el riesgo de hemorragia. Este tipo de desbridamiento puede ser combinado con otros tipos de desbridamiento para lograr una mayor efectividad[17].

- **Desbridamiento mecánico**

Consiste en remover el tejido esfacelado o necrótico a través de un procedimiento mecánico de arranque. Para ello, tras la limpieza con suero fisiológico, debemos colocar una gasa humedecida en la herida, donde dejaremos que se seque para conseguir su adhesión a ésta. Después de su adhesión o tras 24 horas, debemos retirar la gasa con fuerza, eliminando así el tejido adherido a ella. Tiene la ventaja de ser un método de actuación rápido. Sin embargo, no es la técnica para desbridar más recomendada, pues resulta muy incómoda y dolorosa para el paciente, además de no ser selectiva con el tejido eliminado, ya que elimina tanto el tejido infectado como el de granulación. Además al ser realizada a diario, conlleva un gasto adicional en el uso de apósitos[17].

- **Desbridamiento enzimático**

Consiste en aplicar un ungüento, crema o pomada que contiene enzimas proteolíticas o agentes desnaturantes sobre el tejido necrótico o esfacelado. Su aplicación se debe repetir varias veces al día (dependiendo del ungüento usado) hasta desbridar completamente la herida. Se trata de una técnica indolora y selectiva, que además actúa a corto plazo. Las desventajas de este proceso de desbridamiento son que algunos preparados pueden dañar el tejido de granulación (preparados colagenolíticos). Además, este método tiene un elevado costo en comparación con el resto de métodos de desbridamiento, ya que se necesita aplicar una nueva capa de pomada o ungüento cada 6-12 horas[17].

- Notas y recomendaciones:

  o Las enzimas actúan mejor en medio húmedo, por lo que se recomienda humedecer la herida antes de su aplicación.
  o Mantener el producto a aplicar en un lugar seco y a temperatura no superior a 20°C, pues las enzimas son muy lábiles.
  o La utilización de más pomada o ungüento no influye en la efectividad de éste. Basta con usar una capa delgada de producto sobre la herida
  o Tras su aplicación, cubrir con un apósito no bioactivo para evitar la mezcla de los compuestos químicos de ambos componentes
  o Siempre que la herida tenga nuevo tejido de granulación, evitar siempre los desbridantes colagenolíticos, pues destruyen el tejido de cicatrización
  o Es importante recordar que existen algunos agentes antimicrobianos incompatibles con los desbridantes enzimáticos. Los agentes antimicrobianos no compatibles son: povidona yodada, peróxido de hidrogeno, nitrato de plata, nitrofurantoína y hexaclorofeno

- **Desbridamiento autolítico:**

Se trata de la colocación de un apósito interactivo o bioactivo sobre la herida, después de haber realizado una limpieza previa de ésta. La utilización de estos apósitos crea un ambiente húmedo y propicio que permite la eliminación del tejido esfacelado o necrótico a través de dos métodos: 1) por la estimulación de la migración de macrófagos que eliminen el tejido esfacelado y 2) la activación de enzimas proteolíticas del organismo que degradan el tejido necrótico y esfacelado en desechos que puedan ser eliminados a través del arrastre mecánico.

Se trata de un proceso indoloro, selectivo, cómodo para el paciente y de buena proporción costo-efectividad. Sin embargo, se trata de un proceso lento, que no comienza a actuar inmediatamente, si no que necesita de un tiempo (72-96 horas) para que las enzimas comiencen a actuar[17].

- Notas y Recomendaciones:
    - -No se recomienda su uso en heridas infectadas, es necesario tratar primero la infección.
    - En este tipo de desbridamiento no se recomienda mezclar el apósito con productos químicos, a excepción de la sulfadiazina de plata.
    - Si se usan pomadas enzimáticas, es necesario cubrirlo con un apósito transparente.
    - La duración de los apósitos varía dependiendo del apósito. El apósito transparente adhesivo puede durar 3 días, el hidrocoloide hasta 4 días, y el hidrogel hasta 3 días.
    - El apósito puede durar hasta lo indicado anteriormente, pero si es empapado por el exudado o la extravasación de líquidos precisara de un cambio cuando sea necesario.
    - Si la herida está infectada y además es necesario desbridar, el hidrogel es el elemento más recomendado.
    - Al usar el hidrogel debemos tener cuidado de su expansión por la periferia de la herida, pues puede provocar maceración de ésta.

6.4 ANTIMICROBIANOS TÓPICOS

Debido al reciente aumento de la resistencia a los antibióticos, el uso de los antimicrobianos tópicos es cada vez más extendido en el tratamiento y cuidado de las heridas. La sospecha de su citotoxicidad ha frenado su uso, sin embargo, algunos estudios parecen demostrar que en concentraciones bajas algunos no son citotóxicos y logran reducir efectivamente la carga bacteriana[18,19,20]. Sin embargo, muchos antimicrobianos no han sido aun debidamente estudiados, por lo que es recomendable no utilizarlos de forma indiscriminada o indefinida.

Las características que debe cumplir un antimicrobiano ideal son los siguientes, ampliados en la Figura 2. (Anexo 4)[21]

- Actividad de amplio espectro.
- Rapidez de acción y efecto duradero.
- No debe producir irritaciones ni reacciones de hipersensibilidad.

- Nula capacidad de absorción.
- Eficaz a bajas concentraciones.

El uso y efectividad de los antimicrobianos tópicos debe ser evaluado y revisado con frecuencia por enfermería. Si un antimicrobiano tópico usado en una infección local no mejora al cabo de los 10-14 días o bien la herida empeora, es necesario reevaluar y plantearnos un nuevo abordaje del problema.

Los antimicrobianos tópicos deben dejarse de usar cuando:

- Desaparezcan los signos de infección. Proceder con una cura normal a partir de entonces.
- Cuando empieza a cicatrizar la herida.
- Si el paciente sufre algún efecto adverso relacionado con el producto usado.

Entre algunos de los antimicrobianos tópicos más usados por enfermería se encuentran:

- *SULFADIAZINA ARGÉNTICA (PLATA)*

La plata es un compuesto que lleva usándose desde hace muchísimo tiempo en el tratamiento de heridas. Su alto poder bactericida, antiviral, fungicida y su rápida absorción y efectividad la han hecho un aliado a tener en cuenta en la ayuda a la curación y cicatrización de cualquier herida crónica. La plata es un antimicrobiano de amplio espectro que realiza su acción bactericida de dos formas: interfiriendo en la respiración celular e interrumpiendo en la transcripción del ADN[22].

Este antimicrobiano cuenta con multitud estudios que avalan su rapidez de acción, su amplio espectro de acción y su efectividad tanto en la curación de heridas crónicas como en su poder antibacteriano[23, 24].

El uso de la plata ha sido a veces asociado a algunos efectos no deseados como manchas en la piel, metahemoglobinemia o alteración del equilibrio electrolítico. En algunos estudios[25] se argumenta que los apósitos que contienen plata son tóxicos para los queratinocitos, aunque en otros[26, 27] no se encuentra toxicidad alguna para los tejidos. Queda pues entre dicho la posible toxicidad de los compuestos de plata, ya que no hay evidencia científica suficiente que lo demuestre.

Con todas las ventajas que ofrece, y las pocas y relativas desventajas que posee; podemos concluir que la plata es uno de los antimicrobianos más recomendados en el uso del tratamiento de la infección de heridas crónicas.

- *YODO*

Los yodóforos son antisépticos de amplio espectro antimicrobiano, disponibles en varias fórmulas y usados desde hace muchos años para el tratamiento de la infección de heridas y lograr la cicatrización de éstas. Como hemos mencionado, el uso del yodo no es moderno, y por tanto, muchas de las investigaciones realizadas sobre éste cuentan con bastantes años de antigüedad, lo que puede restar validez a sus resultados, aunque en general, los estudios demuestran una correcta efectividad del yodo en el tratamiento y prevención de la infección[28].

El yodo actúa de forma rápida (3 min) y tiene un efecto residual de unas 3 horas. Destruye virus, hongos, bacterias Gram + y Gram -. Los inconvenientes más destacados de los yodóforos es que retrasan el crecimiento del tejido de granulación, pueden provocar cierta irritabilidad cutánea y tienen cierta capacidad de absorción a nivel sistémico, por lo que están contraindicados en embarazos, recién nacidos, lactantes y personas con alteración tiroidal.

Como conclusión, podemos entender que el yodo resulta ser un antimicrobiano que ha demostrado su efectividad; aunque debido a sus posibles efectos indeseados, debemos tener en cuenta en que situación usarlo.

- *CLORHEXIDINA*

Existen muchos antisépticos que son usados día a día en la actualidad. Uno de los más usados es la clorhexidina. Se trata de un antiséptico bactericida de amplio espectro, aunque también ha demostrado tener efecto viricida y esporicida. No es irritante y no tiene ninguna capacidad de absorción. Tiene un efecto rápido (15-30 segundos) y duradero (6 horas). Además, la clorhexidina no se inactiva ante heridas que contengan sangre o exudados purulentos y no provoca reacciones sistémicas. Todas estas propiedades han ido consolidándolo como uno de los antimicrobianos más seguro y efectivo.

Existen estudios que demuestran su efectividad en comparación con otros productos como los yodados[29, 30].

Según los datos extraídos de estos diversos documentos, podemos concluir que el uso de clorhexidina está más que justificado en la prevención de infecciones. La falta de efectos adversos y su nula absorción hacen de este antiséptico una opción ideal para elegir incluso por encima de otros antisépticos como los yodados.

- *ALCOHOL 70%*

Es usado como bactericida. Su uso es ampliamente extendido como antiséptico cutáneo en la profilaxis en inyecciones y extracciones sanguíneas. Aunque su uso en zonas cutáneas está justificado, no se debe usar en heridas por su efecto irritativo y doloroso en los tejidos. Además el alcohol es una sustancia que se inactiva frente a materia orgánica, por lo que reduce su capacidad de acción[30].

- *AGUA OXIGENADA*

Existen pocas evidencias científicas respecto a la capacidad bactericida del agua oxigenada. Su efecto deriva de su efervescencia: por un lado, tiene cierto componente desbridante, pero su principal característica es su capacidad de oxigenación de la herida; siendo esto bastante útil para eliminar bacterias anaerobias. Su acción oxidante actúa también como una acción desodorizante.

Sin embargo, no se debe usar en mucosas, pues resulta irritante.

6.5 ANTIBIOTERAPIA SISTÉMICA

La aplicación de antibióticos sigue siendo una parte muy importante y eficaz en el tratamiento de las heridas infectadas.[3]

En los últimos años el uso indiscriminado de antibióticos ha contribuido a la aparición de cepas bacterianas resistentes a estos medicamentos, como pueden ser la bacteria Staphylococcus aureus, que ha desarrollado resistencias a varios antibióticos como la vancomicina o meticilina; por lo tanto, el uso de antibióticos debe ser totalmente justificado, solamente utilizado en casos como:

- Profilaxis cuando hay un riesgo muy elevado de infección de una herida, como en heridas traumáticas "sucias" y cirugías con riesgo de

contaminación.
- Infección diseminada de una herida, o infección generalizada.
- Presencia de estreptococos betahemolíticos en un cultivo, incluso en ausencia de signos de infección.

El tipo de antibiótico usado variaría según:
- El tipo de agente bacteriano responsable de la infección.
- El paciente: teniendo en cuenta las alergias, enfermedades que padece, interacciones del antibiótico con su medicación actual, etc.
- Las directrices dadas para el tratamiento según el tipo de herida.
- La gravedad y diseminación de la infección.
- La disponibilidad, coste y la seguridad.

Existen algunas cremas y geles de uso tópico que a veces se utilizan en la curación de heridas infectadas y que se ha demostrado que ayudan a combatir la infección. Entre ellas podemos citar[31]:

- Nitrofural (Furacín®): se utiliza para el tratamiento de quemaduras de 2º y 3º grado. También en infecciones de la piel, para preparar superficies que van a soportar un injerto de piel, donde la contaminación bacteriana puede causar rechazo del injerto o infección.
- Mupirocina (Bactroban®): Es una crema antibiótica capaz de frenar el crecimiento de ciertos microorganismos. Se utiliza para tratar infecciones de la piel y también algunas enfermedades como la dermatitis atópica o la dermatitis eccematosa. También es de uso en lesiones traumáticas que se pueden sobreinfectar.
- Metronidazol: Se utiliza mucho en las úlceras de decúbito, ya que se infectan con relativa facilidad produciendo enrojecimiento, hinchazón, sensibilidad y mal olor. Como hemos explicado antes, el olor característico es debido a la presencia de bacterias anaerobias. Si se aplica esta crema dos o tres veces al día eliminará de manera eficaz los microorganismos anaerobios y con ello el mal olor.
- Ácido fusídico (Fucidine®): De elección en tratamientos de infecciones de la piel tales como el impétigo o eccemas infectados, además de otras muchas.
- Neomicina (Neoderm-F®): Se utiliza en infecciones bacterianas de la piel. También cuando la acción antiiflamatoria y/o alérgica está indicada, es un tratamiento de elección en quemaduras y eccematoide infeccioso.
- Sulfadiacina argéntica (Silvederma®): Recomendada para el tratamiento y prevención de infecciones en quemaduras de 2º y 3º grado, en úlceras varicosas y en UPP.

Es importante volver a recordar que debemos definir con precisión las razones para el empleo de antibióticos, la duración de su tratamiento y sus objetivos para evitar la aparición de resistencias.

7 EVOLUCIÓN

Las heridas son las lesiones más comunes que cualquier persona puede sufrir alguna vez en su vida, y la infección de las mismas su principal complicación, por ello precisan siempre de atención, pues si no se actúa adecuadamente puede llegar a complicarse y siendo una herida menor originar un problema mayor.

El objetivo fundamental, siempre que sea posible, es conseguir la cicatrización rápida de la herida, pero como objetivos secundarios debemos tener en cuenta también el tratamiento de los síntomas como el dolor y el olor y mejorar la vida del usuario.

Para el manejo de la lesión es fundamental realizar, previo a la curación, una valoración que nos permitirá planificar los cuidados de acuerdo a las características de la misma y optimizar su adecuada evolución.

El cuerpo humano, tras sufrir una agresión externa, pone en marcha un complejo proceso de respuesta orgánico a nivel bioquímico y celular para reparar los tejidos dañados llamado cicatrización[32, 33,34].

Este proceso comprende una serie de eventos que pretenden restablecer la integridad de los tejidos, y la función de los mismos siempre que sea posible. Se compone de una serie de etapas: (Anexo 5 Tabla 3)

- <u>Fase inflamatoria</u>, comienza inmediatamente y, en heridas agudas dura desde unas pocas horas a unos pocos días. En las heridas crónicas, este proceso puede durar más tiempo.

Tras la ruptura de los vasos sanguíneos se forma un coágulo que cubre la herida y forma una matriz extracelular temporal (se compone de fibrina y fibronectina) que sella la herida y reduce al mínimo la pérdida de sangre y ayuda a guiar la migración de células. Las plaquetas secretan y activan mediadores para movilizar células inflamatorias (neutrófilos polinucleares y macrófagos), fibroblastos y células endoteliales. El sangrado se controla al final de la fase inflamatoria, y el lecho de la herida se limpia a través de la fagocitosis.

- La fase de proliferación (granulación), puede comenzar rápidamente con la proliferación de las células endoteliales y los fibroblastos que conducen a la formación de nuevos vasos sanguíneos (angiogénesis) y la síntesis de una nueva matriz extracelular (MEC). A medida que la nueva MEC se va remodelando, la matriz existente se degrada por una serie de proteasas (metaloproteasas de la matriz -MMP-). Las MMP ayudan con el desbridamiento autolítico (limpieza) de la herida y la migración celular. Sus niveles aumentan dentro de la herida después de la lesión y se reducirán cuando disminuya la inflación.

Los fibroblastos adquieren entonces la morfología y las características bioquímicas de las células del músculo liso para convertirse en miofibroflastos.

Los miofibroblastos son responsables de la síntesis de la matriz extracelular y contribuyen a la reorganización de la MEC.

La re-epitelización se produce para cerrar la herida con la migración de células epiteliales a partir de los bordes de los apéndices de la herida y la piel. La diferenciación de los queratinocitos a continuación, ayuda a restaurar la función de barrera de la epidermis.

- La fase de remodelación, es la más larga, durará varios meses y resultará en la cicatriz final. Dicha fase empieza temprano, durante la formación del tejido de granulación con reorganización progresiva de la matriz sobre la influencia de miofibroblastos. Estas células contraen sus haces de micro filamentos que se adhieren a la matriz extracelular, causando la compactación de la red de colágeno y consecuente contracción de la herida. Nuevos componentes son después segregados para aumentar la densidad de la matriz estabilizada. Existe una alteración en la proporción de los diferentes tipos se colágenos presentes: el tipo 1 aumenta a diferencia del tipo 3 que disminuye. La densidad celular de los miofibroblastos se reduce por apoptosis, dejando espacio libre para la proliferación de los fibroblastos que irán a fortalecer la matriz extracelular, dando una mayor resistencia a las fuerzas mecánicas.

Esta es la secuencia habitual, pero en algunos casos se prolonga o no llega a conseguirse. Existen numerosas variables y condicionantes[35] como resultado de la interacción de los factores del paciente y de la herida, el tratamiento empleado y las habilidades y conocimientos de los profesionales sanitarios. (Anexo 6 Figura 3).

7.1 TIPOS DE CICATRIZACIÓN

- Por Primera Intención.- Es una forma de cicatrización primaria que se observa en las heridas operatorias y las heridas incisas[36]. Este proceso

requiere de las siguientes condiciones:
- Ausencia de infección de la herida
- Hemostasia perfecta
- Afrontamiento correcto de sus bordes
- Ajuste por plano anatómicos de la herida durante la sutura.

- **Por Segunda Intención.-** Ésta ocurre en forma lenta y a expensas de un tejido de granulación bien definido, dejando como vestigio una cicatriz larga, retraída y antiestética. Por lo general ocurre cuando hay pérdida de sustancia o dificultad para afrontar los bordes de una herida o también cuando existe un compromiso infeccioso en la misma.
- **Cicatrización por Tercera Intención.-** Denominada así cuando la herida no se sutura inmediatamente, si no tras un lapso de tiempo en el que crece tejido de granulación, o por primera intención y posteriormente, por dehiscencia o infección hay que esperar a que granule.
- **Cicatrización por Cuarta Intención.-** Cuando aceleramos la cura de una herida por medio de injertos cutáneos.

7.2 FISIOPATOLOGÍA

- Cicatrización aséptica: sigue las etapas ya descritas en la bibliografía de las heridas. Si es una incisión quirúrgica se dará con un mínimo de traumatismo. La unión de los bodes también cura rápidamente y con escasa fibrosis conjuntiva.
- Cicatrización Séptica.- Cuando la infección complica la evolución de la herida, entonces la cicatrización se torna prolongada, pudiendo demorar semanas o meses.

A continuación detallaremos los factores que influyen en el proceso de cicatrización, que afectan a los propios de la herida, a las condiciones generales del paciente y a las condiciones que rodean a ambos (extrínsecos).

- Relacionados con la herida[33,37,38]:

  o <u>Temperatura</u>: las heridas se enfrían por la pérdida de vapor de humedad, afectando respuestas como la fagocitosis, mitosis, migración celular y síntesis de proteínas, todas necesarias para la cicatrización.

  o <u>El pH</u>: la exposición a secreciones y fluidos corporales así como el uso de ciertos antisépticos puede modificar el pH (ligeramente ácido) afectando varias funciones celulares, el mantenimiento de un pH moderadamente ácido durante el proceso de cicatrización es el más favorable.

  o <u>Humedad de la herida</u>: dentro de ciertos límites, un nivel de humedad controlado mejora la síntesis de colágeno y aumenta el grado de granulación y epitelización, acortando los plazos de cicatrización.

- o Tipo de tejido: los tejidos necróticos forman una barrera física para la regeneración del nuevo tejido y son un medio potencial de crecimiento bacteriano, por lo que deben retirarse los que están presentes y prevenirse su formación evitando la pérdida de humedad por evaporación y la acción de otros factores nocivos, asociados al trauma inicial, o al micro-trauma continuado, sea por apoyo excesivo, por la infección, por la anemia, el uso de antisépticos nocivos también para los tejidos sanos contiguos.

- o Oxigenación: la adecuada perfusión y el suministro de suficiente oxígeno es esencial en todas las fases de la cicatrización. Favorecen la acción leucocitaria, la migración y multiplicación celular, el proceso de síntesis del colágeno y la creación de puentes intermoleculares.

- o Carga microbiana: las heridas pueden estar contaminadas (con presencia de microorganismos en su superficie, situación típica de las heridas crónicas pero que no tienen mayor transcendencia clínica), colonizadas (existe en su superficie proliferación de microorganismos sin reacción del huésped, es decir, sin provocar infección), y/o infectadas (existe invasión y multiplicación de microorganismos en los tejidos, provocando lesión celular). Los microorganismos se alojan en el interior de una matriz denominada biopelícula, que sintetizan con fines protectores. De esta forma persiste la inflamación y se retrasa la cicatrización.

- o Localización de la herida: según se encuentre en lugares más o menos vascularizados. No es lo mismo una lesión próxima a una prominencia ósea que otra que tenga gran cantidad de músculo. Se relaciona mucho con la isquemia y la mala perfusión de los tejidos.

- Relacionados con el paciente:

- o Estado nutricional e hidratación: Tanto por exceso (obesidad) como por defecto (desnutrición) entorpecen el proceso de cicatrización, debido a la falta de vitaminas (A y C), la anemia, la hipoproteinemia (déficit de ingesta de proteínas encargadas de proporcionar el sustrato para la formación del colágeno, importante por su función estructural), el déficit de minerales como el zinc (que intervienen en la reparación de los tejidos) y la falta de hidratación (que hace que el tejido de la cicatriz sea más débil). Además, la piel deshidratada es más vulnerable a las agresiones externas.
- o Edad: La piel es un órgano vivo en continua regeneración, pero que, a partir de los 25-30 años, empieza a reducirse su capacidad de renovación: se producen modificaciones morfológicas, se pierden fibras elásticas y

disminuye su vascularización. Además, el proceso de envejecimiento conlleva cambios hormonales, como los que suceden en la menopausia, el sistema inmunológico -que protege frente a patógenos- se va deprimiendo y se corre más peligro de contraer una infección. De la misma manera, a medida que se cumplen años, hay más posibilidad de desarrollar una enfermedad crónica que tiene implicación directa en la cicatrización.

- Sistema inmunológico: la inmunosupresión o factores que influyan negativamente sobre este sistema (corticoides, quimioterapia,…) predisponen a una peor cicatrización.
- Enfermedades concurrentes: padecer enfermedades cardiovasculares o respiratorias, alergias, diabetes, obesidad, cáncer,… o infecciones, altera el proceso de cicatrización, ya sea como consecuencia de la propia afección del organismo (mala circulación sanguínea, reducción de los depósitos de colágeno, sistema inmunológico muy deprimido, falta de oxigenación en los tejidos) o como efecto de los fármacos utilizados en su tratamiento (corticoides, citotóxicos, fármacos inmunosupresores).
- Hábitos negativos: fumar y beber alcohol. El consumo habitual de estas sustancias provoca alteraciones en los vasos sanguíneos y limita la circulación de la sangre hacia todas las capas de la piel, cambios en la coagulación sanguínea o reducción en las células directamente implicadas en la cicatrización (disminución de plaquetas, destrucción de colágeno y disminución de hemoglobina, entre otros).

- Extrínsecos

- La habilidad y conocimientos del profesional sanitario: de la capacidad de evaluar la herida y tomar decisiones dependerá el éxito en el control de los síntomas y los resultados del tratamiento.
- Factores dependientes del recurso y tratamiento: dependen de la disponibilidad de los productos adecuados al momento evolutivo d la herida.

Además de todo esto debemos hacer otra gran clasificación de la herida atendiendo al tiempo de desarrollo (desde que se producen hasta que finaliza su reparación), que nos ayudará mucho para valorar la evolución de la misma.

- Herida aguda: sigue un proceso de reparación ordenado que restaura la integridad anatómica y funcional. Se cierra como máximo en 3 semanas.
- Herida crónica: extiende su proceso de reparación por encima de los 30 días, y consiste en una solución de continuidad d la piel que conlleva una pérdida de sustancia, que tiene que cerrar por segunda intención que posee escasa o nula capacidad de curarse de manera espontánea.

Ambos tipos se van a ver muy ralentizadas por la infección, tema central de nuestro libro.

Cuando la evolución de una herida no es la adecuada, su aspecto y sensibilidad cambian de manera clara. Los signos locales de infección aparecen circundando la herida, son evidentes, y en ocasiones hasta la lesión más insignificante, puede dar lugar a cuadros que compliquen el proceso de recuperación. Si el proceso no se controla, puede extenderse y crear afectación a nivel regional, e incluso en ocasiones a nivel general.

La consecuencia fundamental de la infección sobre la herida consiste en enlentecer el proceso de cicatrización[35], pudiendo dar lugar a la cronificación de la lesión por su imposibilidad para cerrar debido a la alteración de los tejidos.

Con toda esta información, ahora sí podemos valorar la desarrollo de nuestra herida, que constituirá el primer paso para seleccionar el tratamiento adecuado, a la vez que servirá como elemento predictivo de su evolución.

Debemos considerar: la localización de la herida, el tamaño y profundidad, el tipo de tejido y la presencia de exudado.

Se deben medir las dimensiones (largo, ancho y profundidad) en distintas partes de la herida, lo que puede evidenciar cavidades o túneles. La sistematización y periodicidad de estas mediciones permitirán monitorear el resultado del tratamiento.

El tipo de tejido en el lecho de la herida, indica la fase del proceso de cicatrización y es un parámetro para seleccionar los productos para la curación. Puede coexistir una combinación de diferentes tejidos, en cuyo caso es importante estimar la distribución porcentual de cada uno de ellos, para evaluar el impacto del tratamiento. Así, una evolución favorable puede traducirse en disminución del área de necrosis o infección, aunque no se modifique el tamaño de la herida. Además debe valorarse la piel circundante.

Si hay exudado debe valorarse la cantidad (en forma aproximada, por grado de saturación del apósito) y las características del mismo (color, olor. Puede estar indicada la realización de un cultivo bacteriológico.

Además de los aspectos locales, se debe valorar el estado general del paciente y los aspectos socioeconómicos relacionados (sobre todo en heridas cronificadas de larga duración).

Como resumen, nuestra herida mostrará una evolución: (Anexo 7 Tabla 4)

- favorable: si tiene buen aspecto, no presenta signos de infección, tiene buen color, presenta abundante tejido de granulación, bordes planos, se va secando y cerrando.
- Desfavorable: si vemos que progresa muy despacio, tiene algunos síntomas de infección[15] (eritema en los bordes, edema, enrojecimiento local, aumento de la temperatura, inflamación, exudado purulento, dolor), presenta tejido necrótico y de fibrina, mal olor, mal color.

Debemos tener en cuenta que las heridas crónicas son más complicadas de valorar, y los signos claros de infección no surgen siempre, se enmascaran. Por ello, se hizo un estudio para el desarrollo de un índice de medida de la evolución hacia la cicatrización de las heridas crónicas, donde se obtuvo una escala con validez de contenido, *a priori*, mediante la valoración de un grupo de expertos; queda definida, a espera del estudio de validez y fiabilidad, en nueve ítems: dimensiones de la lesión, profundidad/tejidos afectados, bordes, maceración perilesional, tunelizaciones, tipo de tejido en el lecho de la herida, exudado, infección/inflamación (signos de *biofilm*), frecuencia del dolor (en últimos 10 días). La escala se puntúa numéricamente y se puede obtener una puntuación que oscila entre 0 y 40 puntos, herida cicatrizada o la peor herida posible respectivamente. Además, se acompaña de las definiciones operacionales de cada ítem y su forma de valorarlos[39].

8 RECOMENDACIONES

La mejor recomendación que se puede hacer es la prevención, Cooper[8] subraya la necesidad de mejorar el conocimiento de las interacciones y los sucesos que preceden al desarrollo de la infección de una herida para poder evitarla o detectarla cuanto antes.

A día de hoy, la infección de heridas sigue siendo un problema delicado y complejo, y representa una carga considerable para el sistema sanitario. De ahí la importancia de evadirla o reducirla al máximo.

Para conseguirlo debemos centrar nuestros esfuerzos en varias líneas[15].

- Optimizar la respuesta del huésped.
- Reducir la carga de microorganismos.
- Medidas generales (síntomas, educación, …)
- Reevaluar con regularidad tanto la herida, como el paciente como el tratamiento.

- Optimizar la respuesta del huésped.

Con ello conseguimos aumentar la capacidad de los pacientes para luchar contra la infección y así mejorar la capacidad de cicatrización. Deben abordarse los factores generales que hayan podido contribuir a la infección de la herida (y en el caso de las heridas crónicas, también la propia herida). Vamos a comentar los más destacados:

- Enfermedades concomitantes: control adecuado de la glucemia en pacientes diabéticos, inmunodepresión, hipoxia/hipoperfusión tisular secundaria a anemia o a enfermedad arterial/cardíaca/respiratoria, insuficiencia renal, cáncer, artritis reumatoide, obesidad,…
- Estado de nutrición e hidratación: dicho estado influye de manera importante en el proceso de reparación. Deficiencia de ciertos aminoácidos (lisina, cistina) retardará el proceso de neurovascularización, el de síntesis del colágeno y el de remodelación final.

Con respecto a las vitaminas, la administración de ácido ascórbico (vitamina C) por encima de la cantidad diaria recomendada parece tener un efecto acelerador del proceso de reparación. La vitamina A favorece el proceso de epitelización, y funciona como cofactor para el proceso de síntesis del colágeno. La vitamina E actúa como antiinflamatorio, aunque en grandes dosis hace disminuir la concentración de colágeno y disminuye la fuerza tensora.

Los minerales también son importantes; el zinc es clave en el proceso de cicatrización, niveles inferiores a 100microg/ml hace que se inhiba la proliferación epitelial y fibroblástica. La deficiencia de manganeso y de cobre también altera el proceso de cicatrización.

- o Evitar hábitos insalubres: alcohol, tabaco,...
- o Buscar y tratar otros focos de infección, como por ejemplo, una infección urinaria.

- Reducir la carga de microorganismos.

Deben aplicarse medidas de control[40] de las infecciones para evitar la contaminación de una herida o la contaminación cruzada. Como ejemplos:

- o Adecuada higiene y salubridad ambiental y personal, técnicas de curación correctas, tratamiento adecuado,...
- o Facilitar drenaje según proceda.
- o Conseguir un lecho óptimo de la herida: eliminar el tejido necrótico y los esfacelos (desbridamiento); cambiar el apósito con mayor frecuencia según proceda; limpiar la herida en cada cambio de apósito; controlar el exudado excesivo; tratar el mal olor;...
- o Tratamiento antimicrobiano/antisépticos tópicos o antibióticos sistémicos si fuese necesario.
- o Vacuna del tétanos si fuera necesario. La profilaxis antitetánica no debe obviarse bajo ningún concepto. Las heridas, especialmente contaminadas con tierra, profundas, punzantes o anfractuosas son el caldo de cultivo ideal para el crecimiento del bacilo.

- Medidas generales

- o Tratar todos los síntomas generales, tales como dolor, fiebre...
- o Educar al paciente y al cuidador.
- o Conseguir la máxima colaboración del paciente con el plan de tratamiento.
- o Garantizar el apoyo psicosocial.

- Reevaluación

Es la clave del éxito, ya que facilitará la detección precoz de una infección o la mala evolución de una herida.

A continuación vamos a nombrar los principales diagnósticos enfermeros relacionados con las heridas, que nos ayudarán a dirigir mejor nuestros objetivos e intervenciones de cara al tratamiento y cuidado de las mismas. Se desarrollan en el anexo 8 Tabla 5.

- Deterioro de la integridad cutánea
- Deterioro de la integridad tisular
- Deterioro de la movilidad física
- Desequilibrio nutricional por defecto
- Desequilibrio nutricional por exceso
- Riesgo de infección
- Dolor agudo/dolor crónico
- Cansancio en el rol de cuidador

Ahora detallaremos algunas pautas más concretas para promover la participación del paciente en su autocuidado y favorecer así su recuperación y prevenir posibles complicaciones e ingresos hospitalarios por infecciones[40].

Una vez salga de su centro sanitario, su médico y enfermera le darán instrucciones para el cuidado de su herida y le indicarán cuándo y dónde deberá acudir para las revisiones posteriores. Asegúrese de preguntar cualquier duda y siga todas las instrucciones que le hayan dicho.

Como normas generales usted:

- Debe evitar tracciones fuertes o golpes sobre la herida; por lo tanto no deberá hacer esfuerzos con las partes del cuerpo en las que se encuentra la misma.
- Debe mantener una buena higiene. En el caso de que la herida pudiera mojarse, no la frote, sólo haga un poco de presión; es importante secarla muy bien con una gasa estéril.
- Las heridas quirúrgicas no requieren de la aplicación de medicamentos, a menos que estén infectadas. En otros casos debe seguir las indicaciones del médico.
- Si tiene dolor, tome los analgésicos indicados por su médico y siga las recomendaciones de la enfermera.
- Es importante mantener una alimentación balanceada o en caso particular, la dieta que su médico le haya indicado. Los suplementos de vitamina C, contribuyen a una mejor cicatrización.
- Debe seguir con el tratamiento que tenga indicado por sus médicos previo a la herida (diabetes, HTA, colesterol,...); el control de dichas enfermedades es de vital importancia para la recuperación.
- Si tiene diabetes, es importante que esté bien controlada, pues una alta concentración de glucosa en sangre, puede complicar la cicatrización de las

heridas.
- Como cuidados adicionales que mejoren su salud y favorecen la cicatrización adecuada, es recomendable reducir el consumo de alcohol y eliminar el consumo de tabaco.

Como normas indispensables, usted:

Deberá mantener la herida lo más limpia posible y tener nociones de la sintomatología de infección para detectarla si ocurriese.

- . Limpieza de la herida.

  o Lávese muy bien las manos.
  o Utilice una mesa limpia donde pueda colocar todo el material.
  o Retire el apósito autoadherible que cubre la herida, evitando tirar con fuerza; si éstos están muy adheridos, tendrá que humedecerlos con agua y jabón cuando se bañe, retirarlos muy despacio y con cuidado, en dirección de la herida, deteniendo suavemente la piel con la otra mano.
  o Retirado el apósito, deberá observar el estado en que se encuentra la herida: si hay separación de bordes, si tiene pus, si existe inflamación excesiva, si la piel está enrojecida, o cualquier otro signo que lo alarme (pida cita o acuda al servicio de urgencia).
  o En caso de que el apósito le irrite la piel, coméntelo.
  o La limpieza de la herida debe hacerla con agua y jabón líquido, con movimientos suaves y sin frotar. Retire el exceso de jabón dejando caer sobre la herida un pequeño chorro de agua limpia (preferiblemente hervida); también puede emplear agua embotellada, solución salina o agua estéril.
  o Una vez limpia la herida séquela suavemente con gasas estériles.
  o Posteriormente cúbrala con un apósito o gasa o déjela al aire, si su médico y su enfermera se lo indicaron así.
  o Cuando termine, lávese nuevamente las manos y guarde el equipo y los materiales en un lugar limpio y fresco.
  o En algunos tipos de heridas más concretos, recibirá instrucciones más específicas.
  o La frecuencia con la que debe practicar los cuidados de su herida, dependerá del estado en que se encuentre ésta y será indicada por su enfermera.

- Detección precoz de síntomas de infección[11].

  - Aumento de dolor, hinchazón, enrojecimiento o calor alrededor de la herida:

Cuando mire la herida, fíjese si se ve demasiado roja o si se ha puesto más roja de lo que estaba. Si la herida se ve muy roja y el enrojecimiento parece estar propagándose fuera de la zona de la herida, este es un indicador de infección. Es posible que sienta además, algo de calentura en la zona de dolor. Debe observar si su dolor está empeorando. Sentir un dolor nuevo o creciente es un síntoma de una herida infectada. El dolor por sí mismo o con otros signos (como hinchazón, calor y pus) pueden indicar la presencia de una infección. Es posible que sienta que el dolor viene de lo profundo de la herida. Por lo general, la inflamación de la zona afectada, el calor, la sensibilidad y el dolor son los mejores indicadores iniciales de que la herida puede estar infectada. La picazón no es necesariamente un signo de infección, pero nunca debe rascarse.

Una cosa importante, no aplique ningún antibiótico por su cuenta, consulte con su médico.

- Pus

Observa la herida y fíjese si hay pus o líquido de color amarillento o verdoso. También si tiene un olor desagradable. Si ve pus o un líquido opaco saliendo de la herida, es un gran indicador de una infección.

Si observa que se forma pus debajo de la piel, alrededor de la zona de la herida, es posible que tengas una infección. Incluso si puede ver una acumulación de pus o sentir un bulto blando creciente, pero no se está drenando de la herida, todavía puede ser un signo de infección y debe tomarse en serio.

Es normal que haya algo de drenaje de una herida, ya que es un indicador de que tu cuerpo está luchando contra la infección. Sin embargo, si el pus se vuelve de color amarillo o verde y aumenta en cantidad (o no disminuye), considere la posibilidad de ver a su médico.

- Infección del sistema linfático

Compruebe si hay líneas rojas extendiéndose alrededor de la herida. De ser así puede significar que una infección se ha extendido en el sistema que drena los líquidos de los tejidos ("sistema linfático"). Este tipo de infección (linfangitis) puede ser grave y debe recibir atención médica inmediata.

En los brazos, los ganglios linfáticos más cercanos están alrededor de las axilas; en las piernas, están alrededor de las ingles. En otros lugares de su cuerpo, los ganglios linfáticos más cercanos que puedes ubicar son los que se encuentran en ambos lados de su cuello, justo debajo de la barbilla y la mandíbula.

Revise sus ganglios linfáticos para detectar cualquier anomalía. Use 2 o 3 dedos para aplicar una presión suave y palpar el área de los ganglios linfáticos para comprobar si están hinchados o blandos. Una manera relativamente fácil de encontrar alguna anormalidad es utilizar ambas manos para sentir ambos lados simultáneamente. Por lo general, ambas partes deben sentirse iguales y simétricas cuando están sanas.

Palpa los ganglios linfáticos para comprobar si hay hinchazón o sensibilidad. Si sientes ya sea hinchazón o sensibilidad, podría ser un signo de una infección que se está extendiendo, incluso si las líneas no están presentes. Por lo general, los ganglios linfáticos miden alrededor de 25,5 mm de ancho y no debe ser capaz de sentirlos. Si tiene una infección, pueden hincharse hasta dos o tres veces su tamaño, al punto de poder sentirlos con claridad.

Los ganglios linfáticos inflamados que son más suaves y se mueven fácilmente por lo general significan que hay una infección o inflamación. Aquellos que son duros, que no se mueven, causan dolor o duran más de 1 a 2 semanas deben ser examinados por un médico.

- Temperatura y sensación general

Tómese la temperatura. Además de los síntomas en la zona de la herida, también puede tener fiebre. Una temperatura superior a 38 grados centígrados puede indicar la infección de la herida. Debe recibir atención médica cuando la fiebre acompaña a uno o más de los signos de infección mencionados anteriormente.

Considere si siente un malestar general. Un indicador de una infección en una herida puede ser tan simple como no sentirse bien (malestar general). Si tiene una herida y empieza a sentirte enfermo unos días más tarde, podría estar correlacionado. Revise su herida de nuevo en busca de infección y si continúa sintiéndose mal, contacta a un profesional médico.

- o Si siente dolor de cuerpo, dolor de cabeza, mareos, malestar estomacal o incluso vómito, es posible que tenga una infección. Una nueva erupción es otra razón para consultar con tu médico.

Sea consciente de sus niveles de hidratación. Estar deshidratado puede ser un indicador de una herida infectada. Algunos de los principales síntomas de la deshidratación incluyen orinar menos, tener la boca seca, los ojos hundidos y la orina oscura. Si está experimentando estos síntomas debes prestar mucha atención a la herida, revisarla de cerca y acudir al médico.

- o Debido a que su cuerpo está luchando contra una infección, es importante mantenerte hidratado y beber mucho líquido.
- Conoce un poco acerca de las infecciones de las heridas[11]

Reconozca los tipos de heridas que pueden infectarse. Si bien la mayoría de las heridas se curan sin ningún problema, son más propensas a infectarse como resultado de otros factores, sobre todo si no se limpian y se mantienen correctamente o si están en áreas que pueden estar expuestas a las bacterias más fácilmente, tales como los cortes en los pies.

- o Las heridas por mordidas, las heridas provocadas por un objeto sucio como un cuchillo, un clavo o una herramienta, las heridas por perforación y las heridas por un golpe son más propensas a infectarse que otros tipos de heridas. Es posible que necesite antibiótico o un refuerzo de la vacuna contra el tétanos.

Tenga en cuenta los factores de riesgo; las infecciones de heridas son mucho más frecuentes cuando una persona está inmunodeprimida por condiciones como la diabetes, el VIH, la malnutrición o las drogas. Las bacterias, los virus y los hongos que normalmente no causan problemas para el sistema inmunológico del cuerpo pueden infiltrarse y multiplicarse a niveles angustiantes. Esto es especialmente cierto en las quemaduras graves de segundo y tercer grado, donde su primera línea de defensa física (la piel) se ve bastante comprometida.

- Si tiene alguna condición médica y cree que una herida se va a infectar, es importante que se lo comente a su médico.

9 RESUMEN

La infección en una herida es una complicación con la que los profesionales sanitarios lidiamos diariamente, siendo uno de los problemas que más consumo provoca a nivel de nuestro Sistema Nacional de Salud en relación de gastos materiales, humanos y farmacológicos. De ello estriba que un diagnóstico precoz y más aún una prevención correcta sean de mucha importancia para la salud de la población en general, destacando que actualmente y cada vez más, la población va adquiriendo resistencias a los antibióticos más y más evidentes.

Si bien es verdad que existe una definición global para herida infectada, su clasificación es más abstracta, ya que según a lo que atendamos, se realizará una clasificación u otra (tipo de herida, agente causal,…).

Aunque en esta guía, por ser la clasificación más utilizada, nos centramos en el tipo de herida, ya sea infección en herida crónica (úlcera de pie diabético, úlceras por presión…) o en herida aguda (heridas quirúrgicas, quemaduras…)

De esto último debemos destacar que aunque - por ejemplo - las causas de la infección provengan del mismo foco, depende del tipo de herida para cursar una sintomatología u otra y por lo tanto en el diagnóstico será inevitable realizar dicha diferenciación también. Si hablamos de los microorganismos que intervienen en el proceso de infección, la lista sería muy larga. Habitualmente se consideran especialmente patógenos los estreptococos beta-hemolíticos, *staphylococcus aureus*, *bacilius antharacis*, *pseudomona aeruginosa* y otros bacilos gram negativos como las enterobacterias (tanto en heridas crónicas como en agudas). Es tradicional encontrar la presencia en las heridas infectadas (de ambos tipos) de microorganismos anaerobios(*Bacteroides spp.*, *Prevotella spp.*, *peptostreptococcus spp.*) ya que estos están implicados en un 38-48% de las infecciones de heridas.

Se suponen microbiota habitual los siguientes microorganismos aerobios: *Corynebacterium spp.*, estafilococos coagulasa negativo, *Micrococcus spp.*, *Aerococcus spp.*, especies de *Neisseria spp.* No patogenas, estreptococos alfa y no-hemolticos, etc., y anaerobios (*Propionibacterium spp.*, *Clostridium spp.*, *Peptostreptococcus spp.*)

En cuanto que los signos y síntomas clásicos de una infección – dolor, calor, edema, tumor – son bien conocidos por el personal sanitario, es muy frecuente que otros indicadores más sutiles, menos usuales, se nos escapen en nuestra valoración diaria. Esto es debido a que ciertas infecciones en determinadas heridas (sobre todo en las crónicas como la úlcera de pie diabético) tengan unas características que las hace más especiales y que sin una adecuada formación continuada por parte del personal sanitario podemos no saber distinguirlas. Como podemos observar, en noventa por ciento de las veces el personal sanitario se basa en la clínica para determinar la existencia o no de una infección, no debiendo olvidar que aunque existe el estudio microbiológico, no se aconseja utilizarlo sistemáticamente ya que en toda herida existen microorganismos y a veces estos estudios nos pueden llamar a error. Existen ciertos requisitos o indicaciones ante las cuales si es viable tomar una muestra y hacer un estudio microbiológico.

En cuanto se sabe a ciencia cierta que existe una infección manifiesta, hay que planificar el tratamiento a seguir. No vale cualquier tratamiento estandarizado, eso lo recoge la experiencia de muchos profesionales que saben que toda herida es única y como tal hay que tratarla. Hay miles de tipos de apósitos, cremas, geles, etc. para combatir la infección pero debemos de estar previamente seguros de cuáles son los más indicados en cada ocasión para que no sea contraproducente. Debemos auto-analizarnos como profesionales cada día y mantener la duda razonable de si lo que sabemos y lo que hacemos es todo lo que existe para curar o prevenir una infección.

Pero si algo merece ser destacado es que si queremos que una herida que ha sufrido una infección evolucione correctamente debemos realizar como enfermeros y enfermeras una valoración diaria, no solo del estado de la herida sino del paciente de manera más global, más holística. Con ello daremos al paciente una atención más completa y conseguiremos prevenir (con ayuda de la información y el feed back) una reagudización de la infección.

10 BIBLIOGRAFÍA

1. World Union of Wound Healing Societies (WUWHS). *Principios de las mejores prácticas: La infección de las heridas en la práctica clínica*. Consenso internacional. London: MEP Ltd, 2008.

2. Tagle López D, Ferrer Hernández M, Arias Saldivar T, Sotolongo Hernández T, Valdés Dupeyrón O. *Infección de la herida quirúrgica. Aspectos epidemiológicos*. Rev Cub Med Mil [Internet] 2007 [citado en 2016]; 78 (2). Disponible en: http://scielo.sld.cu/scielo.php?pid=S0138-65572007000200008&script=sci_arttext&tlng=en

3. Principios de las mejores prácticas: *La infección de las heridas en la práctica clínica [Internet]. Consenso internacional*. London: MEP Ltd, 2008. Disponible en: file:///C:/Users/USER/Desktop/libro%20heridas%20infectadas/documentos%20miriam/17%20%201%20CI%20infección%20heridas.pdf

4. SlideShare [Internet] Salud y medicina: Monterroza Berrio E; 6 de Marzo del 2015 [2016; 4 de Junio de 2016] Disponible en: http://es.slideshare.net/ELKINMONTERROZA/infecciones-de-heridas

5. Scribd [Internet] Bioquímica y microbiología ambiental: Edwing y Jensen; [2016, 5 de Junio] Disponible en: https://es.scribd.com/doc/74703908/Bacterias-Anaerobias-Facultativas-Edwin-y-Jessen-1

6. Cisneros Herreros J.M, Cobo Reinoso J, Pujol Rojo M, Rodríguez Baño J, Salavert Lletí M. *Guía para el diagnóstico y tratamiento del paciente con bacteriemia*. Guías de la Sociedad Española de Enfermedades Infecciosas y Microbiología Clínica. SEIMC. 2007; 25(2) 111-30.

7. World Union of Wound Healing Societies (WUWHS). *Principios de las mejores*

prácticas: exudado en las heridas y utilidad de los apósitos. Documento de consenso. London: MEP. Ltd, 2007.

8. European Wound Management Association (EWMA). Position Document: *Identifying criteria for wound infection* [Internet]. London: MEP Ltd; 2005 [acceso 25 de Agosto de 2016]. Disponible en:
file:///C:/Users/USER/Desktop/libro%20heridas%20infectadas/documentos%20miriam/16%20Delphi.pdf

9. Cutting KF, Harding KG. *Criteria for identifying wound infection.* J Wound Care 1994; 3 (4): 198-201

10. Nve Obiang E, Badía Pérez JM. *Infección del sitio quirúrgico; definición, clasificación y factores de riesgo.* En Guirao GX. Arias DJ; editores. Infecciones quirúrgicas. Guías clínicas de la Asociación Española de Cirujanos. Vol 1. Ed. España: Arán:2006. p. 105-119.

11. Cutting K.F, White R.J. *Revisión de criterios para la identificación de las infecciones en heridas.* Gerocomos 2006;17(1):39-47.

12. Viadé J. *Pie diabético: Guía práctica para la prevención, evaluación y tratamiento.* 2006.

13. Martínez Gómez D. *Tratamiento de la infección en el pie diabético.* Cir Es 2004; vol 76 (1): pág 9-15.

14. International Working Group on the diabetic foot. Amsterdam, Netherlands; International Diabetes Federetion: 2003.

15. European Wound Management. *Position Document: Management of wound infection.* London: MEP Ltd, 2006.

16. Aburto I, Morgado P. *Manejo y tratamiento de las heridas y úlceras: Apósitos y coberturas.* Serie guías clínicas 4. Gobierno de chile, Ministerio de salud. Santiago, Julio 2000.

17. Aburto I, Morgado P. *Manejo y tratamiento de las heridas y úlceras: Desbridamiento y manejo de heridas infectadas.* Serie guías clínicas 3. Gobierno de chile, Ministerio de salud. Santiago, Julio 2000.

18. Brennan SS, Foster ME, Leaper DJ. *Antiseptic toxicity in wounds healing by secondary intention.* J Hosp Infect 1986; 8(3): 263-67

19. Shahan MH, Chuang AH, Brennan WA, et al. *The effect of chlorhexidine irrigationon tensile wound strength.* J Periodontol 1993; 64(8): 719-22.

20. Rodeheaver G, Bellamy W, Kody M, et al. *Bactericidal activity and toxicity of iodine-containing solutions in wounds.* Arch Surg 1982; 117: 181-85.

21. Casamada N, Ibáñez N, Rueda J, Torra JE. Guía práctica de la utilización de antisépticos en el cuidado de heridas, ¿Dónde?, ¿cuándo? y ¿por qué? Barcelona: Laboratorios SALVAT, 2002

22. Jung, Woo Kyung et al. *"Antibacterial Activity and Mechanism of Action of the Silver Ion in Staphylococcus Aureus and Escherichia Coli."* Applied and Environmental Microbiology 74.7 (2008): 2171–2178.

23. *The effect of a silver-containing Hydrofiber® dressing on superficial wound bed and bacterial balance of chronic wounds.* International Wound Journal, 2005; 2: 333–335.

24. H.J. Klasen. *Historical review of the use of silver in the treatment of burns. I. Early uses.* March 2000 Volume 26, Issue 2, Pages 117–130

25. Lam PK, Chan ES, Ho WS, et al. *In vitro cytotoxicity testing of a nanocrystalline silver dressing (Acticoat) on cultured keratinocytes.* Br J Biomed Sci 2004; 61 (3): 125-27.

26. Fraser JF, Cuttle L, Kempf M, et al. *Cytotoxicity of topical antimicrobial agents used in burn wounds in Australasia.* ANZ J Surg 2004; 74: 139-42.

27. Dunn K, Edwards-Jones V. *The role of Acticoat with nanocrystalline silver in the management of burns.* Burns 2004; 30 (suppl 1): S1-S9

28. Oliveira AS, Santos VLCG. *Uso de yodo tópico y/o compuestos en heridas crónicas: Revisión de la literatura.* Rev Latino-am Enfermagem 2007 julho-agosto; 15(4)

29. Ball AJ et al. Bladder *irrigation with chorhexidine for the,prevention of urinary, infection alter transurethral operations. A, prospective controlled study.* J Urol 1987;3:491-494.

30. *Chaiyakunapruk N, Veenstra DL, Lipsky L. Chlorhexidine, compared with povidone-iodine solution for vascular cathetersite care: Meta-analysis.* Ann Intern Med 2002;136:792-801

31. Vademecum.es [sede web]. Madrid: UBM Medica Spain; 2010- [acceso 10 de Noviembre de2016]. Disponible en: http://www.vademecum.es/

32. Andrades P, Sepúlveda S y González J. Curación avanzada de heridas. Rev. Chil Cir [Internet]. 2004[citado 24 Jun 2016];56(4):396-403. Disponible en: http://cirujanosdechile.cl/revista_anteriores/PDF%20Cirujanos%202004_04/Rev.Cir.4.04.(18).AV.pdf

33. Verde J.M. Tratamiento y cuidado de las heridas –El modelo de cura húmeda-. Tend en Medic [Internet]. 2015 [citado 24 Jun 2016];46:137-143. Disponible en: https://issuu.com/farmanuario/docs/tendencias_46

34. URGO MEDICAL [Internet]. Chênove: Urgo Medical; [11 nov 2016; citado 7 nov 2016]. Aprendiendo juntos [aprox. 5 pantallas]. Disponible en: http://www.urgomedical.es/understanding-together-2/skin-and-wound-healing/

35. European Wound Management Association (EWMA). Documento de Posicionamiento: Heridas de difícil cicatrización: un enfoque integral. Londres: MEP Ltd, 2008.

36. Valer Tito V, Repetto Trujillo F. Heridas y Cicatrización. En: Universidad Nacional Mayor de San Marcos (Lima). Facultad de Medicina. Escuela Académico Profesional de Medicina Humana. Departamento Académico de Cirugía. Lima: UNMSM;1999. Disponible en: http://sisbib.unmsm.edu.pe/bibvirtual/libros/medicina/cirugia/tomo_i/cap_01_heridas%20y%20cicatrizaci%C3%B3n.htm

37. Muñoz García F. Cuidados para la curación de heridas y quemaduras. Portal Sanitario Asepeyo. Sep 2011. Disponible en: http://salud.asepeyo.es/wp-contentspy/uploads/2011/09/591_Manual_Heridas%20y%20quemaduras.pdf

38. López Tagle D, Hernández Ferrer M, Saldivar Arias T, Sotolongo Hernández T, Valdés Dupeyrón O. Infección de la herida quirúrgica. Aspectos epidemiológicos. Rev Cub Med Mil[Internet]. 2007[citado 15 Jul 2016];36(2). Disponible en: http://scielo.sld.cu/scielo.php?script=sci_arttext&pid=S0138-65572007000200008

39. Restrepo-Medrano JC, Verdú Soriano J. Desarrollo de un índice de medida de la evolución hacia la cicatrización de las heridas crónicas. Gerokomos [internet]. 2011 [citado 8 nov 2016];22(4). Disponible en: http://scielo.isciii.es/scielo.php?script=sci_arttext&pid=S1134-928X2011004400005

40. Muñoz Rodríguez A, Ballesteros Úbeda MV, Escanciano Pérez I et al. Manual de protocolos y procedimientos en el cuidado de las heridas. Hospital Universitario de Móstoles. 2011. Hospital Universitario de Móstoles. Disponible: http://www.secpal.com/%5CDocumentos%5CBlog%5Carchivo_308.pdf
41. Fajardo-Dolci G, Córdoba-Ávila MA, Vázquez-Curiel E, Aguirre-Gas HG, Jiménez-Sánchez J, Rubio-Domínguez S, Martínez-López J, Campos- Castolo M. Recomendaciones al paciente para el autocuidado de la herida quirúrgica. Conaived [Internet]. 2008 [citado 5 Jul 2016];13:47-50. Disponible en: http://www.noble-arp.com/htdocs/index.php?news=1&noticia=189

11 ANEXOS

EDITOR: *Diego Molina Ruiz*

Anexo 1. Figura 1.

Figura 1: Ejemplos de causas de infección.

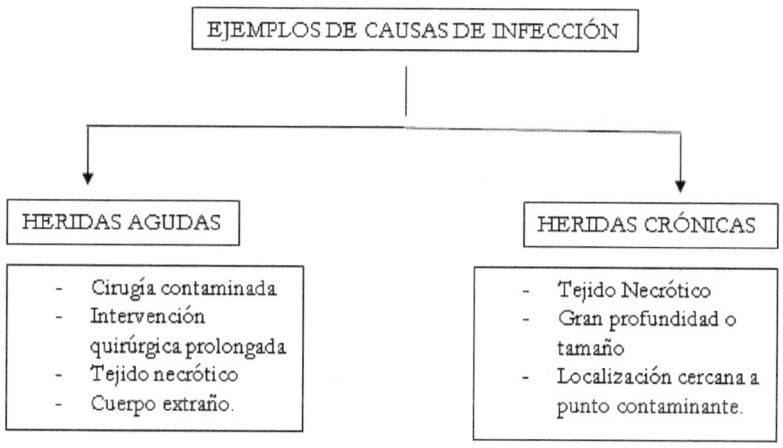

Fuente: Elaboración Propia.

EDITOR: *Diego Molina Ruiz*

Anexo 2: Tabla 1

Tabla 1: Significado del color del exudado.

Significado del color del exudado	
Característica	**Posible causa**
Claro, ambarino	■ Exudado seroso, que con frecuencia se considera "normal", aunque puede asociarse a infección por bacterias productoras de fibrinolisina como *Staphylococcus aureus*; también puede deberse a líquido procedente de una fístula urinaria o linfática
Turbio, lechoso o cremoso	■ Puede indicar la presencia de hebras de fibrina (exudado fibrinoso, una respuesta la inflamación) o infección (exudado purulento que contiene leucocitos y bacterias)
Rosado o rojizo	■ Debido a la presencia de eritrocitos, indica lesión capilar (exudado sanguinolento o hemorrágico)
Verdoso	■ Puede ser indicativo de una infección bacteriana, p.ej., *Pseudomonas aeruginosa*
Amarillento o marronoso	■ Puede deberse a la presencia de esfacelos en la herida o material procedente de una fístula entérica o urinaria

Gris o azulado	■ Puede relacionarse con el uso de apósitos que contienen plata

Fuente: World Union of Wound Healing Societies (WUWHS). Principios de las mejores prácticas: exudado en las heridas y utilidad de los apósitos. Documento de consenso. London: MEP.Ltd,2007.

Anexo 3. Tabla 2

Tabla 2: Grados de infección.

IDSA (adaptada SEACV) Severidad de la infección	Signos clínicos de infección	IWGD Grado PEDIS
No infección	Ausencia de signos inflamatorios y de supuración	Grado 1
Infección leve	Ausencia de signos sistémicos de infección Evidencia de pus o 2 o más signos de inflamación	Grado 2
Infección moderada-leve	Ausencia de signos sistemáticos de infección, Celulitis > 2 cm infección tisular profunda (atraviesa tejido celular subcutáneo, no absceso, linfangitis, artritis, osteomielitis, miositis ni isquemia crítica)	Grado 3
Infección moderada-grave	Ausencia de signos sistemáticos de infección, Celulitis > 2 cm infección tisular profunda (atraviesa tejido celular subcutáneo, con absceso, linfangitis, artritis, osteomielitis, miositis o isquemia crítica)	Grado 3
Infección grave	Cualquier infección que se acompañe de toxicidad sistemática (fiebre, escalofríos, vómitos, confusión, inestabilidad metabólica, shock)	Grado 4

IWGDF: International Working Group on the Diabetic Foot; PEDIS System: perfusion, extension, profundidad (Depth), infección, sensibilidad.

Fuente: Viadé J. Pie diabético: Guía práctica para la prevención, evaluación y tratamiento. 2006.

Anexo 4. Figura 2

Figura 2: Procedimiento de actuación.

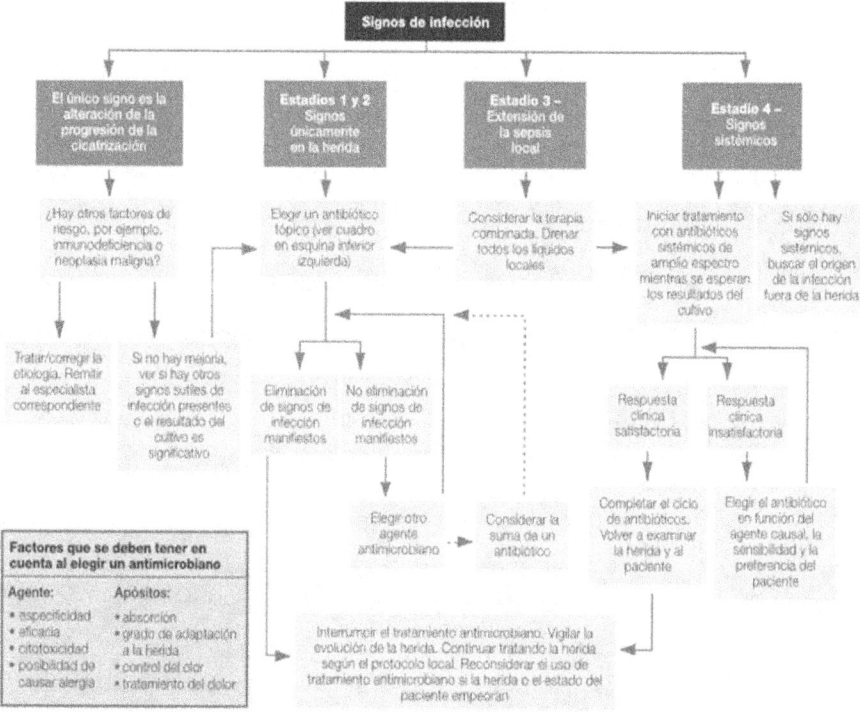

Fuente: European Wound Management. Position Document: Management of wound infection. London: MEP Ltd, 2006.

EDITOR: *Diego Molina Ruiz*

Anexo 5. Tabla 3.

Tabla 3: Fases de la cicatrización.

	Hemostasia inflamación	Reconstrucción Granulación Epitelización	Remodelación
Tiempo de inicio	De inmediato a algunos días	Desde pocas horas a algunos días	Alrededor de 1 semana (reorganización de la matriz extracelular)
Duración	Desde algunas horas hasta 2/3 días	De 1 a 3 semanas	Desde pocos meses hasta algunos años
Células clave	Plaquetas, Neutrófilos luego Macrófagos +++	Fibroblastos +++ Queratinocitos	Macrófagos Fibroblastos
Efectos	<ul><li>Formación de la matriz temporaria de la matriz extracelular</li><li>Secreción y activación de los mediadores</li><li>Reclutamiento de las células inflamatorias, fibroblastos y células endoteliales</li></ul>	Formación de tejido de granulación:<ul><li>Proliferación de las células: fibroblastos, células endoteliales</li><li>Síntesis de la nueva matriz extracelular</li><li>Angiogénesis</li></ul>Re-epitelización:<ul><li>Transformación de los fibroblastos en miofibroblastos</li><li>Migración de las células epiteliales desde las extremidades</li><li>Restablecimiento de la función barrera de la dermis por los queratocitos</li></ul>	<ul><li>Reorganización progresiva de la matriz sobre la influencia de miofibroblastos</li><li>Modificaciones del % de los diferentes tipos de colágeno: Colágeno I y Colágeno III</li><li>Apoptosis de los miofibroblastos</li><li>Síntesis de una matriz extracelular más fuerte por intermedio de los fibroblastos</li></ul>

EDITOR: *Diego Molina Ruiz*

Fuente: Página web urgo medical; aprendiendo juntos. Disponible:

://www.urgomedical.es/understanding-together-2/skin-and-wound-healing/

Anexo 6. Figura 3.

Figura 3: Factores que influyen en la complejidad y en la dificultad de cicatrización.

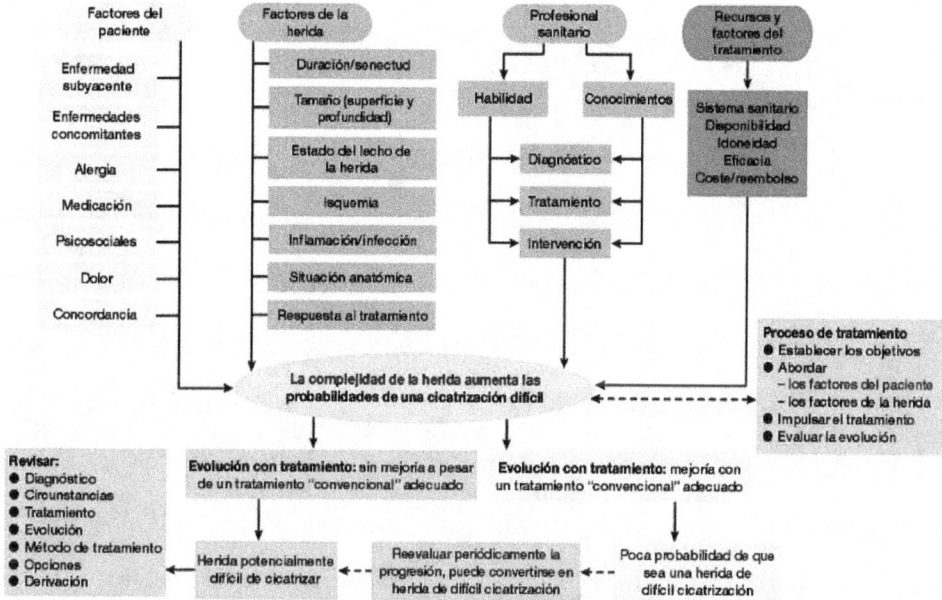

Fuente: European Wound Management. Documento de Posicionamiento: Heridas de difícil cicatrización: un enfoque integral. Londres: MEP Ltd, 2008.

EDITOR: *Diego Molina Ruiz*

Anexo 7. Tabla 4.

Tabla 4: Estadíos clínicos de la infección para determinar una estrategia terapéutica.

ESTADIO 1	ESTADIO 2	ESTADIO 3	ESTADIO 4
Estadio 1: pocos signos sutiles de infección (cierto olor, dolor o exudado)	**Estadio 2: Más signos de infección (mayor olor, dolor o exudado)**	**Estadio 3: Signos manifiestos de infección local (liberación de pus con edema, dolor, eritema y calor local)**	**Estadio 4: Signos manifiestos de infección local y signos de infección general (fiebre y leucocitosis)**
La cicatrización progresa normalmente	La cicatrización ya no progresa normalmente	Signos de afectación del tejido perilesional; la herida parece estar en mal estado o empeorando (celulitis, linfagitis o gangrena)	Posibles signos de afectación del tejido perilesional, que puede causar sepsis y fallo multiorgánico y ser potencialmente mortal

Fuente: European Wound Management. Position Document: Management of wound infection. London: MEP Ltd, 2006.

EDITOR: *Diego Molina Ruiz*

Anexo 8. Tabla 5

Tabla 5: Diagnósticos de enfermería.

00004. RIESGO DE INFECCIÓN	
Aumento del riesgo de ser invadido por microorganismo patógenos	
Factores relacionados	
Traumatismo.	
Destrucción tisular y aumento de la exposición ambiental.	
Intervenciones (NIC)	Resultados (NOC)
6540 Control de infecciones Observar el grado de vulnerabilidad del paciente a las infecciones. Administrar un agente de inmunización, si resulta necesario. Enseñar al paciente a tomar los antibióticos, si se precisa. Instruir al paciente y familiar acerca de los signos y síntomas de la infección. Realizar lavado quirúrgico profundo de la herida, si se precisa. **6550 Protección contra las infecciones** **6680 Monitorización de los signos vitales**	**1609 Conducta terapéutica: enfermedad o lesión** **1807 Conocimiento: control de las infecciones** **0305 Autocuidados: higiene**

00044. DETERIORO DE LA INTEGRIDAD TISULAR	
Lesión de las membranas mucosa o cornea, integumentaria o de los tejidos subcutáneos.	
Características definitorias: Lesión o destrucción de los tejidos	**Factores relacionados:** Alteración de la circulación, déficit/exceso nutricional; déficit/exceso de líquidos, déficit de conocimientos; deterioro de la movilidad física; irritantes químicos; irritantes térmicos, irritantes mecánicos; radiación.
Intervenciones (NIC)	Resultados (NOC)
3540 Prevención de UPP	**1902 Control del riesgo**

3520 Cuidados de las úlceras por presión (véase deterioro de la integridad cutánea). **3500 Manejo de las presiones** (véase deterioro de la integridad cutánea). **3590 Vigilancia de la piel** (véase deterioro de la integridad cutánea)	**1908 Detección del riesgo** **1101 Integridad tisular: piel y membranas mucosas** **1103 Curación de la herida: por segunda intención.**

00046. DETERIORO DE LA INTEGRIDAD CUTÁNEA
Situación en que el paciente sufre un deterioro de la epidermis, la dermis o de ambas.

Características definitorias	Factores relacionados
Solución de continuidad de la superficie cutánea; destrucción de las capas de la piel; invasión de las corporales.	Externos: hiper o hipotermias; sustancias químicas; factores mecánicos; radiación; inmovilidad física, humedad. Internos: medicación, alteración del estado nutricional, alteración del estado metabólico, alteración de la circulación, alteración de la sensibilidad, alteración de la pigmentación, prominencia esquelética, factores de desarrollo, déficit inmunológico, alteraciones en la turgencia.
Intervenciones (NIC)	Resultados (NOC)
0840 Cambio de posición **3500 Control de presiones** Girar al paciente inmovilizado al menos cada dos horas, de acuerdo con el programa específico. Utilizar los dispositivos adecuados para mantener los talones y prominencias óseas libres de presiones continuas. Colocar al paciente sobre un colchón/cama terapéutica. **3660 Cuidado de las heridas** Despegar los apósitos y limpiar los restos de la herida. Afeitar el vello que roda la zona afectada, si es necesario. Anotar las características de cualquier drenaje producido. Limpiar con jabón antibacteriano, si procede. Limpiar la zona afectada con una solución salina a presión, si procede. Mojar en solución salina, si procede. Administrar cuidados de la úlcera, si es	**1101 Integridad tisular: piel y membranas mucosas.** **1908 Detección del riesgo.** **1902 Control del riesgo.** **0407 Perfusión tisular: periférica.** **1103 Curación de la herida: por segunda intención.**

necesario.
Masajear la zona alrededor de la herida para estimular la circulación.
Aplicar unidad de estimulación nerviosa eléctrica transcutánea para potencia la curación de la herida, si procede.
Mantener la permeabilidad de los tubos de drenaje.

3520 Cuidado de las úlceras por presión
Describir las características de la úlcera a intervalos regulares, incluyendo tamaño, estadío, posición, exudación, granulación o tejido necrótico y epitelización.
Controlar el color; temperatura, edema y apariencia de la piel circundante.
Asegurar una ingesta dietética adecuada.
Administrar cuidados locales, si procede.
Observar si hay signos y síntomas de infección de la herida.
Enseñar al paciente/miembro de la familia los procedimientos del cuidado de las heridas.

6550 Protección contra la infección
Observar signos y síntomas de infección sistémica y localizada.
Observar el grado de vulnerabilidad del paciente a las infecciones.
Mantener las normas de asepsia para el paciente de riesgo.
Vigilar recuento y fórmula.
Obtener muestras para realizar un cultivo.

3590 Vigilancia de la piel
Inspeccionar el estado del sitio de incisión, si procede.
Observar su color, calor, pulsos, textura y si hay inflamación, edema y ulceraciones en
las extremidades.
Observar si hay enrojecimiento, calor extremo o drenaje en la piel y membranas mucosas.
Observar si hay enrojecimiento y pérdida de integridad de la piel.
Observar si hay fuentes de presión y fricción.
Observar si hay infecciones, especialmente en las zonas

edematosas.
Observar si hay zonas de decoloración y magulladuras en la piel y las membranas
mucosas.
Observar si hay erupciones y abrasiones en la piel.
Observar si la ropa queda ajustada.
Vigilar el color de la piel.
Comprobar la temperatura de la piel.
Tomar nota de los cambios en la piel y membranas mucosas.
Instruir al miembro de la familia/cuidador acerca de los signos de pérdida de integridad
de la piel si procede.

00085. DETERIORO DE LA MOVILIDAD FÍSICA
Situación en que el paciente ve limitada su capacidad para mover de manera independiente e intencionada todo el cuerpo o algunas de las extremidades.

Características definitorias	Factores relacionados
Expresión de dolor o malestar con el movimiento; limitación de la amplitud de movimientos; limitación de la habilidad para las habilidades motoras gruesas o finas; dificultad para girarse en la cama; enlentecimiento del movimiento; movimientos descoordinados o espasmódicos; disminución del tiempo de reacción; cambios en la marcha.......	Sedentarismo, desuso o mala forma física, limitación de la resistencia cardiovascular; disminución de la fuerza, control o masa muscular; rigidez o contracturas articulares; pérdida de integridad de las estructuras óseas; intolerancia a la actividad o disminución de la fuerza o resistencia; malestar o dolor; deterioro neuromuscular o musculosquelético....
Intervenciones (NIC)	Resultados (NOC)
0200 Fomento del ejercicio **0840 Cambio postural** **1800 Ayuda para el autocuidado** **0740 Cuidados del paciente encamado**	**0203 Posición corporal** **0300 Autocuidados: actividades de la vida diaria**

00002. DESEQUILIBRIO NUTRICIONAL POR DEFECTO
Ingesta de nutrientes insuficiente para satisfacer las necesidades metabólicas.

Características definitorias	Factores relacionados
Peso corporal inferior en un 20% o más al peso ideal; pérdida de peso con un aporte nutricional adecuado; evidencia de falta de alimentos; debilidad de los músculos requeridos para la masticación o deglución; inflamación o ulceración de la cavidad bucal; mal tono muscular; fragilidad capilar; ruidos abdominales	Incapacidad para digerir o absorber los nutrientes debido a los factores biológicos, psicológicos o económicos.

hiperactivos; diarrea o esteatorrea; palidez de las conjuntivas y mucosas; pérdida de peso con un aporte nutricional adecuado.	
Intervenciones (NIC)	Resultados (NOC)
1050 Alimentación **1240 Ayuda para ganar peso** **1260 Manejo del peso** **1803 Ayuda con los autocuidados: alimentación** **1100 Manejo de la nutrición**	**1612 Control de peso** **1008 Estado nutricional: ingestión alimentaria y de líquidos** **0303 Autocuidados: comer**

00001. DESEQUILIBRIO NUTRICIONAL POR EXCESO. Aporte de nutrientes que excede las necesidades metabólicas	
Características definitorias Información de patrones alimentarios disfuncionales; comer en respuesta a claves externas, comer en respuesta a claves in ternas distintas al hambre; sedentarismo	**Factores relacionados** Aporte excesivo en relación con las necesidades metabólicas.
Intervenciones (NIC)	Resultados (NOC)
1050 Alimentación **12080 Ayuda para disminuir peso** **4360 Modificación de la conducta** **1100 Manejo de la nutrición**	**1612 Control del peso** **1008 Estado nutricional: ingestión alimentaria y de líquidos** **1802 Conocimientos: dieta**

00132. DOLOR AGUDO / 00133. DOLOR CRÓNICO Experiencia sensitiva y emocional desagradable ocasionada por una lesión tisular real o potencial o descrita en tales términos; Inicio súbito o lento de cualquier intensidad de leve a grave, constante o recurrente sin un final anticipado o previsible y una duración menor de 6 meses o mayor de 6 meses.	
Características definitorias Informe verbal o codificado; cambios en el apetito y en la ingesta; conducta de defensa; posición antiálgica para evitar el dolor; gestos de protección; máscara facial; trastornos del sueño; conducta expresiva; conductas de distracción; alteración del tono muscular; respuestas autónomas....	**Factores relacionados** Agentes lesivos; incapacidad física o psicosocial crónica.
Intervenciones (NIC)	Resultados (NOC)
2210 Administración de analgésicos **1400 Manejo del dolor** **6482 Manejo ambiental: confort**	**2102 Nivel del dolor** **1605 Control del dolor** **2100 Nivel de comodidad**

00062. RIESGO DE CANSANCIO EN EL ROL DE CUIDADOR Situación en que el cuidador habitual de la familia tiene dificultad para seguir asumiendo su papel.

Guía 6: HERIDAS INFECTADAS

Características definitorias	Factores relacionados
Dificultad para completar o llevar a cabo las tareas requeridas; preocupación por los cuidados habituales.	Cambio continuo de actividades; cantidad de actividades; incertidumbre sobre la situación de cuidados; responsabilidad de los cuidados durante las 24 horas; incapacidad para satisfacer las expectativas propias o ajenas; expectativas irreales sobre sí mismo; patrones de afrontamiento marginales; adición o codependencia; problemas cognitivos o psicológicos.
Intervenciones (NIC)	Resultados (NOC)
7040 Apoyo al cuidador principal **6610 Identificación de riesgos** **7260 Cuidados intermitentes** **5240 Asesoramiento**	**2506 Salud emocional del cuidador principal** **2507 Salud física del cuidador principal** **2202 Preparación del cuidador familiar domiciliario**

Fuente: Manual de protocolos y procedimientos en el cuidado de las heridas. Hospital Universitario de Móstoles. 2011

Guía 6: HERIDAS INFECTADAS

SOBRE EL EDITOR

DIEGO MOLINA RUIZ, Puertollano (Ciudad Real), 15 de Febrero de 1959.

Formación académica

Licenciado en Enfermería. Universidad Hogeschool Zeeland (Holanda) 2002. Especialista en Enfermería Médico-Quirúrgica. Master en Ciencias de la Enfermería. Universidad de Huelva. Diploma de Estudios Avanzados en Medicina Preventiva y Salud Pública, Universidad de Huelva.

Lugar de trabajo

Enfermero Comunitario UGC Gibraleón del Distrito Sanitario Huelva Costa Condado Campiña.

Profesor asociado Departamento de Enfermería, Universidad de Huelva.

Experiencia previa

Autor y Editor de editorial especializada CC SS. Enfo Ediciones, FUDEN, Madrid.

Como docente ha impartido los Módulos 6 sobre Técnicas de Resonancia Magnética y 7 sobre Técnicas de asistencia en Exploraciones Ecográficas del Curso de Formación Profesional Ocupacional "Técnico en Radiodiagnóstico" con Expediente 98/2005/J/221 y Nº 21 – 15, de la Consejería de Empleo de la Junta de Andalucía, con un total de 250 horas docentes.

Desde 2006 desarrolla labor docente como profesor asociado en la Universidad de Huelva.

Experiencia investigadora

- **Líneas de investigación:** Salud Laboral, Atención Primaria, Preanalítica, Salud Mental.
- **Participación en proyectos de investigación**
  - Investigador colaborador en el proyecto FIS 12/ 1099.
  - En la actualidad participa en un proyecto de investigación en salud FIS.
- **Participación en proyectos editoriales**
    Más de 40 artículos publicados en revistas de enfermería y biomédicas, nacionales e internacionales. Más de 65 capítulos de libros y 36 libros como autor y coordinador.

Otros méritos

Miembro del Comité de Ética Asistencial de Huelva.

EDITOR: *Diego Molina Ruiz*

SOBRE LAS AUTORAS

CRISTINA PÉREZ JIMÉNEZ, Aguilar de la Frontera (Córdoba), 21 de Marzo de 1990.

Formación académica

Diplomada en Enfermería. Escuela Universitaria de Enfermería (Huelva) 2011.

Experiencia laboral.

Prácticas en hospitales, residencias y centros de atención primaria en calidad de enfermera en prácticas durante el periodo académico, rotando por múltiples servicios y obteniendo las mejores calificaciones.

En 2011 trabajó en calidad de enfermera dentro del equipo multidisciplinar de la Residencia de Ancianos Siglo XXI Doctor Sacristán.

Entre 2015 y 2016 obtuvo un puesto de enfermera generalista en el Servicio de Salud de Castilla la Mancha (SESCAM), más concretamente en el Hospital Universitario de Guadalajara circulando por diferentes servicios entre los que se encuentran: Geriatría, Cardiología, Nefrología y Medicina Interna.

Participación en congresos

Ha participado en diferentes congresos con comunicaciones orales. En 2011, participó como co- autora en XXVIII Congreso Nacional y I Conferencia internacional de Enfermería de Salud Mental " Una mirada a la Enfermería de Salud Mental en el mundo" Tarragona. I.S.B.N. 978-84-938231-1-5. En 2012, formó equipo en varias comunicaciones orales en diferentes congresos. El primero, el XXIX Congreso Nacional de Enfermería de Salud Mental con la comunicación Síndrome de Diógenes, mucho por descubrir". Oviedo. I.S.B.N. 978-84-84-928231-4-6. El segundo congreso fue el III Congreso Virtual de enfermería y fisioterapia ciudad de Granada, con la comunicación escrita " Fomento de la calidad en las áreas de maternidad".

ÁNGELES SOTO RAPOSO, Bollullos del Condado (Huelva), 19 de Febrero de 1989.

Formación académica

Graduada en Enfermería, promoción 2008-2011. Universidad de Huelva.

Experto en Cuidados Oncológicos y Paliativos (ONCOPAL I) por la Universidad de Huelva, 13 de julio de 2013.

Experto en Enfermería de Atención Familiar y Comunitaria por la UNED, 26 de junio de 2014.

Experto en enfermería en Salud Mental y Psiquiatría por la UNED, 27 de junio de 2015.

Lugar de trabajo

Enfermera en los servicios de urgencias, hospitalización, y quirófano de hemodinámica, en Hospital Nisa Sevilla-Aljarafe (Castilleja de la cuesta), desde 2012 hasta la actualidad.

Anteriormente:

Enfermera en UCI en Hospital general Virgen del Rocío (Sevilla), 2015 -2016.

Enfermera en UCI en hospital Virgen Macarena (Sevilla), 2014.

Enfermera de cirugía en hospitalización en Hospital San Juan de Dios (Bormujos, Sevilla) 2011-2012.

Otros méritos

Asistencia al I Congreso de la Asociación de Enfermeras de Hospitales de Andalucía, 1 y 2 de Junio de 2010, Punta Umbría (Huelva).

Presentación de comunicación "El abordaje de las emociones en el ámbito del cuidado: terapias alternativas" en el I congreso ASENHOA, 1 y 2 de junio de 2010Punta Umbría, (Huelva).

TÍTULOS DE LA COLECCIÓN

Notas sobre el cuidado de heridas (15 Guías)

Guía 1: **HERIDAS AGUDAS.** *Notas sobre el cuidado de heridas. Vol. 1*
Guía 2: **QUEMADURAS.** *Notas sobre el cuidado de heridas. Vol. 2*
Guía 3: **HERIDAS TRAUMÁTICAS.** *Notas sobre el cuidado de heridas. Vol. 3*
Guía 4: **HERIDAS QUIRURGICAS.** *Notas sobre el cuidado de heridas. Vol. 4*
Guía 5: **HERIDAS CRONICAS.** *Notas sobre el cuidado de heridas. Vol. 5*
Guía 6: **HERIDAS INFECTADAS.** *Notas sobre el cuidado de heridas. Vol. 6*
Guía 7: **LESIONES CUTÁNEAS.** *Notas sobre el cuidado de heridas. Vol. 7*
Guía 8: **CUIDADO OSTOMIZADOS.** *Notas sobre el cuidado de heridas. Vol. 8*
Guía 9: **CUIDADO TRAQUEOSTOMÍAS.** *Notas sobre el cuidado de heridas. Vol. 9*
Guía 10: **DERIVACIONES CUTÁNEAS.** *Notas sobre el cuidado de heridas. Vol. 10*
Guía 11: **ÚLCERAS POR PRESIÓN.** *Notas sobre el cuidado de heridas. Vol. 11*
Guía 12: **PIE DIABÉTICO.** *Notas sobre el cuidado de heridas. Vol. 12*
Guía 13: **ÚLCERAS VASCULARES.** *Notas sobre el cuidado de heridas. Vol. 13*
Guía 14: **ÚLCERAS EXTRIMIDAD INFERIOR.** *Notas sobre el cuidado de heridas. Vol. 14*
Guía 15: **COMPENDIO DE HERIDAS.** *Notas sobre el cuidado de heridas. Vol. 15*

EDITOR: *Diego Molina Ruiz*

Nota del Editor:

Para poder atender cualquier consulta relacionada con el presente libro o bien con la colección a la que pertenece, quedo en todo momento a disposición de todos los lectores en la siguiente dirección de correo electrónico:

molina.moreno.editores@gmail.com

Edición impresa en papel y ebook disponible en:

www.amazon.com y www.amazon.es

EDITOR: *Diego Molina Ruiz*

Copyright © 2016 Diego Molina Ruiz

Edita: Molina Moreno Editores molina.moreno.editores@gmail.com

Diseño de portada: Diego Molina Ruiz

Título de la Obra: Guía de Heridas Infectadas

Guía número 6

Serie: Notas sobre el cuidado de Heridas

Segunda edición: 25/11/2016

Tapa blanda, número de páginas: 101

Autoría:

Autora: Cristina Pérez Jiménez

Autora: Ángeles Soto Raposo

Diego Molina Ruiz Ed.

All rights reserved / Todos los derechos reservados

ISBN-10: 1540681033
ISBN-13: 978-1540681034

Edición impresa en papel y ebook disponible en:
www.amazon.com y www.amazon.es

Todos los derechos reservados. Este libro o cualquiera de sus partes no podrán ser reproducidos ni archivados en sistemas recuperables, ni transmitidos en ninguna forma o por ningún medio, ya sean mecánicos o electrónicos, fotocopiadoras, grabaciones o cualquier otro sin el permiso previo de los titulares del Copyright. Las imágenes han sido cedidas por los autores y se prohíbe la reproducción total o parcial de las mismas.

Guía 6: HERIDAS INFECTADAS